向红丁

糖尿病 饮食 升级版

向红丁◎主　编｜北京协和医院糖尿病中心前主任、主任医师
中华糖尿病协会前会长

张　晔◎副主编｜解放军309医院营养科前主任

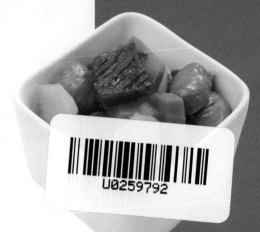

U0259792

中国轻工业出版社

图书在版编目（CIP）数据

向红丁糖尿病饮食：升级版 / 向红丁主编 . —北
京：中国轻工业出版社，2024.4
ISBN 978-7-5184-2111-4

Ⅰ.①向… Ⅱ.①向… Ⅲ.①糖尿病—食物疗法
Ⅳ.①R247.1

中国版本图书馆 CIP 数据核字（2018）第 216618 号

责任编辑：付　佳
策划编辑：翟　燕　付　佳　责任终审：劳国强　　封面设计：悦然文化
版式设计：杨　丹　　　　　责任校对：李　靖　责任监印：张京华

出版发行：中国轻工业出版社（北京鲁谷东街 5 号，邮编：100040）
印　　刷：艺堂印刷（天津）有限公司
经　　销：各地新华书店
版　　次：2024 年 4 月第 1 版第 11 次印刷
开　　本：720×1000　1/16　印张：14
字　　数：250 千字
书　　号：ISBN 978-7-5184-2111-4　定价：48.00 元
邮购电话：010-85119873
发行电话：010-85119832　010-85119912
网　　址：http://www.chlip.com.cn
Email：club@chlip.com.cn

随着人们生活方式和饮食结构的改变，糖尿病的发病率逐年增加，且有年轻化的趋势。得了糖尿病以后，很多患者觉得饮食受到了极大的限制，这也不能吃，那也不能吃，感觉生活了无生趣。针对这种情况，我们特别编撰了这本书。

全书共分为六部分。开篇首先介绍了糖尿病的相关基础知识，如糖尿病的类型、糖尿病对身体有哪些危害、如何安排一日三餐等，让你更有针对性地来防治糖尿病。Part 1，深度解析了 10 种推荐补充的营养素及 2 种不推荐过多食用的成分。Part 2，从控糖原理、对并发症的好处、搭配红绿灯、控糖烹饪等方面为你介绍了 68 种有益控糖的常见食物及 15 种忌吃食物，让你在享受美味的同时还能保持血糖平稳。Part 3，为你介绍了 7 种有益平稳血糖的中药。Part 4，介绍了 5 种发病率高的糖尿病并发症，为你提供了详细的饮食搭配，帮助你有效地预防和控制并发症。Part 5，为你介绍了烹调、食物加工、饮食习惯、一日三餐等，了解这些细节，帮你在保持血糖平稳的同时能吃得更美味。Part 6，为你推荐了 5 种不同总热量的一周食谱，让你可以根据自身状况，选择适合自己的食谱，简单、方便、易操作，更有针对性。

希望本书让你在控血糖的同时，快乐地享受生活。

目录 CONTENTS

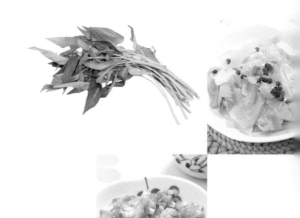

糖尿病基础知识必修课

Part **1** **营养素推荐**
深度解析 让补充营养素有据可依

推荐

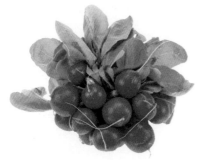

不推荐

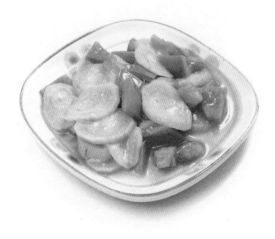

Part 3 中药
稳定血糖防并发症

Part 4 糖尿病并发症饮食推荐
饮食循律 远离并发症

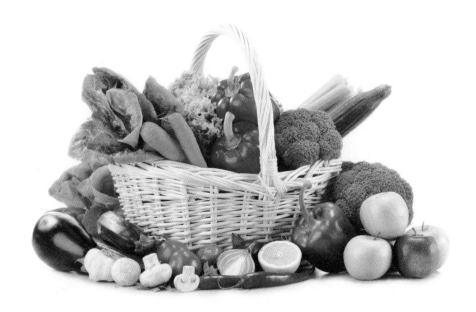

糖尿病基础
知识必修课

糖尿病的四大类型

加入糖尿病教学课学习群

◆ 听音频了解糖尿病 ◆

入群指南详见本书 封三

1型糖尿病

1型糖尿病是指胰岛功能丧失，必须注射胰岛素才能控制高血糖。1型糖尿病以往曾被称为"胰岛素依赖型糖尿病"，也就是说患者从发病开始就需使用胰岛素治疗，并且终身使用。

2型糖尿病

我国的糖尿病患者中90%以上属于2型糖尿病，2型以往被称为"非胰岛素依赖型糖尿病"，多在35岁之后发病。2型糖尿病多数起病缓慢，"三多一少"（即多饮、多尿、多食、消瘦）症状较轻或者不典型。2型糖尿病患者可以通过某些口服药物刺激体内胰岛素的分泌。

妊娠糖尿病

妊娠糖尿病即怀孕期间得的糖尿病，其发生率为1%~3%。该病多发生在有糖尿病家族史、肥胖、高龄的孕妇中。随着分娩的结束，多数妊娠糖尿病患者血糖可恢复正常。

特殊类型糖尿病

特殊类型糖尿病是指由于基因、疾病或用药所导致的糖尿病，包括胰腺疾病造成的糖尿病、内分泌疾病引起的糖尿病、各类遗传疾病伴发的糖尿病以及药物导致的糖尿病等。特殊类型糖尿病患者要在医生的指导下治疗，对明确病因的糖尿病，要注意原发病的治疗。

糖尿病青睐哪些人

空腹血糖异常（空腹血糖在 5.6～7 毫摩／升）或葡萄糖耐量受损者。

有糖尿病家族史者。

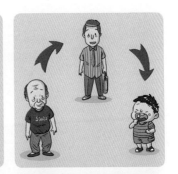

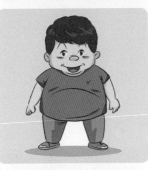

体形肥胖者，尤其肚子大、腿细的人（即苹果形肥胖）。

已经患有高血压、血脂异常或早发冠心病者。

怀孕时曾有过血糖升高或生育巨大儿（宝宝出生体重 4 千克以上）的女性。

出生时体重轻或婴儿期体重比一般小孩轻的人。

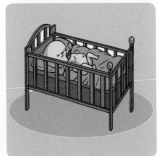

患有胰腺病者。

吸烟、体力活动少、生活压力大和精神持续紧张者。

随着年龄的增加，糖尿病发病率也随之增大。

测一测，你与糖尿病的距离有多远

情 况 表 现	评分	
	是	不是
嗓子发干，饮水多而口干，小便增多	1分	0分
身体肥胖，餐后3~4小时即感到饥饿、心慌、手抖、乏力	2分	0分
皮肤患疖肿、化脓性感染持久不愈，局部药物治疗效果不佳	1分	0分
全身性皮肤发痒，尤其是女性阴部瘙痒难忍	1分	0分
原患的肺结核突然恶化，用药效果不明显	1分	0分
肩部、手足麻木，下肢脉管炎，足部溃疡、感染和组织坏死	1分	0分
年纪尚轻已有白内障，视力迅速减退	1分	0分
尿中有蛋白，身体水肿，甚至出现尿毒症	1分	0分
父母或兄弟姐妹中有糖尿病患者	1分	0分
常有饥饿感	1分	0分
易疲倦	1分	0分

评分：
10分及10分以上： 患糖尿病的可能性极大，应马上到医院进行检查。
7~9分： 可能属于轻度糖尿病，应到医院进行检查，并注意节制饮食，改善生活方式。
6分及6分以下： 存在患糖尿病的可能性，但可能性不大，要注意平衡饮食，调整生活方式，定期到医院进行体检。

糖尿病对身体都有哪些危害

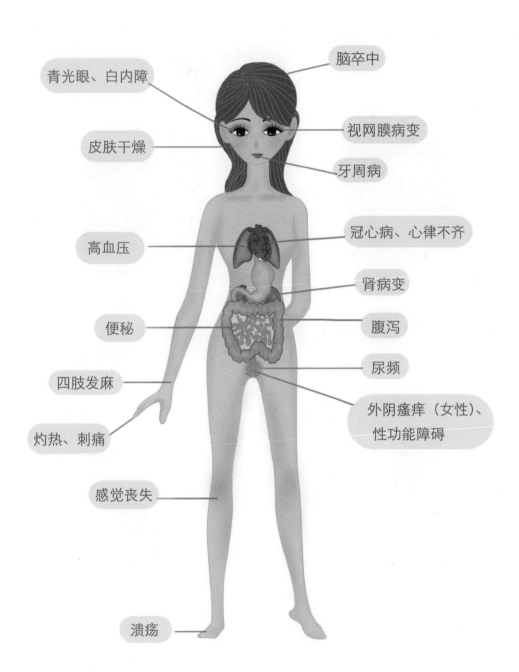

青光眼、白内障

脑卒中

皮肤干燥

视网膜病变

牙周病

高血压

冠心病、心律不齐

便秘

肾病变

腹泻

四肢发麻

尿频

灼热、刺痛

外阴瘙痒（女性）、
性功能障碍

感觉丧失

溃疡

什么是血糖

血糖是指血液中的葡萄糖。体内各组织细胞活动所需的热量大部分来自血糖，所以血糖必须保持一定的水平才能维持各器官和组织的正常功能。

如何正确自测血糖

■ 正确测量方法

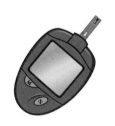

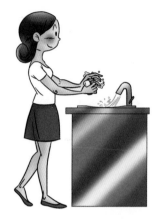

首先注意血糖仪的各种提示信号，并保证操作前有充足的电量。然后调整好血糖仪代码，使之与试纸代码相同。每次自测时，都要确保试纸表面无受潮或受其他污染，切忌用手触摸试纸条表面。

采血前先用温水或中性肥皂洗净双手，反复揉搓准备采血的手指，直至血量丰富。然后用 75% 的酒精消毒指腹，待酒精挥发完后再扎手指。

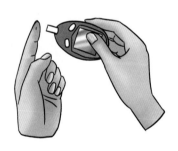

将一滴饱满的血吸入试纸的吸血槽中，将试纸插入血糖仪中等待结果即可。需要注意的是，将血吸到试纸上后不要再追加吸血，否则会导致测试结果不准确。

■ 采血注意事项

采血部位要交替轮换，因长期刺扎一个地方，易形成瘢痕。

扎针时需要注意千万不要挤压采血的手指，因为太用力挤压手指可能会稀释血液，影响检测结果。

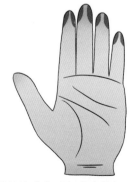

在手指侧边采血不仅疼痛较轻，且血量充足。

如何安排一日三餐

■ 计算每日所需热量

糖尿病患者控制饮食有利于血糖的控制，但控制饮食并非饥饿疗法，而是要合理地管理膳食种类和数量，使糖尿病患者既能保证正常体力和劳动力，又要最大限度地控制病情。因此，每位糖尿病患者都要计算出适合自身的总热量需求。

计算标准体重

标准体重 = 身高（厘米）－ 105

你的标准体重 = _____厘米 － 105 = _____千克

判断现有体重是消瘦还是肥胖

BMI（身体质量指数）= 你的实际体重（千克）÷[身高（米）]² = _____÷
(_____)² = _____。

BMI 的评定标准表

等级	BMI 值	等级	BMI 值
低体重	<18.5	超重	24.0 ~ 27.9
正常体重	18.5 ~ 23.9	肥胖	≥28.0

注：参考中国卫生健康委员会（原中国卫计委）标准。

判断活动强度

活动强度一般分为四种情况：卧床休息、轻体力、中等体力、重体力。具体的界定方法如下：

轻体力劳动：以站着或少量走动为主的工作，如教师、售货员等；以坐着为主的工作，如办公室工作。

中等体力劳动：学生的日常活动等。

重体力劳动：体育运动，非机械化的装卸、伐木、采矿、砸石等劳动。

每日热量供给量 千卡 / 千克

体形	卧床休息	轻体力	中等体力	重体力
消瘦	20 ~ 25	35	40	45 ~ 50
正常	15 ~ 20	30	35	40
超重或肥胖	15	20 ~ 25	30	35

注：每日每千克标准体重需要的热量（千卡）。

每日所需总热量 = 标准体重（千克）× 每日每千克标准体重需要的热量（千卡）。

1 千卡 = 4.185 千焦。

举例

赵先生身高 175 厘米，体重 80 千克，今年 65 岁，平时从事轻体力劳动，他每天所需要的热量为：

计算标准体重：175 厘米 − 105 = 70 千克。

判断体重水平：他的实际体重为 80 千克，BMI 指数为 26.1，属于超重。

判断活动强度：属于轻体力劳动者。

查找每日需要的热量水平：超重和轻体力劳动，根据上表得知，他每日每千克体重需要的热量是 20~25 千卡。

计算总热量：总热量 = 20~25 千卡 / （每千克体重）× 理想体重 70 千克 = 1400~1750 千卡。

糖尿病患者可以参考 15 页的内容，根据自己的体重、身高及活动强度，计算出自己一天所需要的热量值，再根据 204~218 页不同千卡的全天食谱举例来合理安排自己的一周饮食。

■ 一日三餐吃多少

1. 确定三餐总热量分配比例

早餐的量应少一些，因为人体的生理规律上午肝糖分解旺盛，若早餐量多，容易发生早餐后血糖过高。三餐的比例可为早餐 1/5、午餐 2/5、晚餐 2/5。如果有加餐，应从上一餐的总热量总数中减去加餐所产生的热量。这样做能防止一次进食量过多而加重胰岛分泌的负担，出现餐后血糖过高，同时还能防止因进食量过少而发生低血糖。

一般说来，加餐的最佳时间段为 9~10 点、15~16 点和 21~22 点。加餐的食物也要有选择，不能随意吃零食和小吃，否则容易打乱饮食计划，增加饮食量对控制血糖不利，所以糖尿病患者一旦制订了饮食计划，要严格执行，尽量不吃零食。

例如：

在前面的例子中我们计算出了患者赵先生每日需要的总热量为 1400~1750 千卡，如果按早餐 1/5、午餐 2/5、晚餐 2/5 的比例来分配三餐的热量，即

早餐的热量 = （1400~1750）千卡 × 1/5 = 280~350 千卡

午餐的热量 = （1400~1750）千卡 × 2/5 = 560~700 千卡

晚餐的热量 = （1400~1750）千卡 × 2/5 = 560~700 千卡

2. 确定主食量

主食即富含碳水化合物的食物，如大米、面粉、玉米等，是全天食物中热量的主要来源。主食吃得少了或多了都会影响血糖的控制，建议糖尿病患者每天碳水化合物产热比不低于 50%。可根据个人每日所需要的热量来指导主食的进食量。

热量与主食量对应表

每日所需要热量	每日建议主食量
1200 千卡	约为 150 克
1300 千卡	约为 175 克
1400 千卡	约为 200 克
1500 千卡	约为 225 克
1600 千卡	约为 250 克
1700 千卡	约为 275 克
1800 千卡	约为 300 克
1900 千卡	约为 310 克
2000 千卡	约为 325 克
2100 千卡	约为 350 克
2200 千卡	约为 375 克

3. 确定副食量

一般情况下，糖尿病患者每天的副食品种及用量大致如下：

副食品种	推荐用量
蔬菜	500 克
瘦肉	100～150 克
蛋类	1 个鸡蛋（以一周 3～5 个为好）或 2 个鸡蛋清
豆类及其制品	50～100 克
奶及奶制品	250 克
水果	200 克（在病情允许的情况下食用）
油脂	不超过 20 克

■ 食物交换份让你吃得随心所欲

食物交换份法是营养学上的一个概念，凡能产生90千卡热量的食物即为一个食物交换份。换句话说，每个食物交换份的食物所含的热量都是90千卡，但其重量可以不同。例如，1个食物交换份的食物相当于米面25克、绿叶蔬菜500克、水果200克、牛奶160克、瘦肉50克、鸡蛋50克、食用油10克等。

因此，运用食物交换份法，糖尿病患者就可以比较自由地选择不同的食物，品尝不同佳肴，使饮食不再单调。

1. 食物交换份的种类

食物交换的四大组（八小类）内容和营养价值表

组别	类别	每份质量（克）	热量（千卡）	蛋白质（克）	脂肪（克）	糖类（克）	主要营养素
谷薯组	谷薯类	25	90	2.0	—	20.0	碳水化合物、膳食纤维
蔬果组	蔬菜类	500	90	5.0	—	17.0	矿物质
	水果类	200	90	1.0	—	21.0	维生素
肉蛋豆组	大豆类	25	90	9.0	4.0	4.0	膳食纤维
	奶制品	160	90	5.0	6.0	—	蛋白质、钙
	肉蛋类	50	90	9.0	6.0	—	脂肪、蛋白质
油脂组	坚果类	15	90	4.0	7.0	2.0	脂肪、矿物质
	油脂类	10	90	—	10.0	—	脂肪

2. 计算食物交换份的份数

食物交换份的份数 = 每日需要的总热量（千卡）÷90（千卡）

如上文中的赵先生每日所需要热量为1400～1750千卡，他每日所需要的食物交换份的份数为：（1400～1750）÷90（千卡）= 15.5～19份。

3. 分配食物

计算出了食物交换份的份数，就可以根据自己的饮食习惯和口味来选择并交换食物了。如赵先生每天所需的交换份数为15.5～19份，可这样选择：主食275克（11份），蔬菜500克（1份），肉蛋类150克（3份），牛奶250克（1.5份），油脂20克（2份），一共18.5份，约合19份。

向红丁糖尿病饮食升级版

4. 食物交换表

等值肉蛋类食物交换表

每一交换份肉蛋类食物提供蛋白质 9 克，脂肪 6 克，热量 90 千卡

食　　物	重量（克）	食　　物	重量（克）
熟火腿、香肠	20	松花蛋（大个带壳）、鸭蛋	60
肥瘦猪肉	25	鸡蛋清	80
熟叉烧肉（无糖）、午餐肉	35	草鱼、比目鱼、鲤鱼、甲鱼	80
熟酱牛肉、熟酱鸭	35	大黄鱼、鳝鱼、鲢鱼、鲫鱼	80
猪瘦肉、牛肉、羊肉	50	对虾、青虾、鲜贝	80
排骨（带骨）	50	兔肉	100
鸭肉	50	蟹肉、水发鱿鱼	100
鹅肉	50	带鱼	100
鸡蛋粉	60	鹌鹑蛋（6 个带壳）	150
鸡蛋（大个带壳）	60	水发海参	350

等值蔬菜类食物交换表

每一交换份蔬菜类食物提供蛋白质 5 克，碳水化合物 17 克，热量 90 千卡

食　　物	重量（克）	食　　物	重量（克）
鲜豌豆	70	韭菜、茴香、茼蒿	500
百合、芋头	100	芹菜、甘蓝、莴笋	500
山药、荸荠、藕、凉薯	150	黄瓜、茄子、丝瓜	500
胡萝卜	200	芥蓝、小白菜	500
鲜豇豆、扁豆、洋葱、蒜薹	250	空心菜、苋菜、龙须菜	500
南瓜、菜花	350	绿豆芽、鲜蘑菇、水发海带	500
白萝卜、柿子椒、茭白、冬笋	400	西葫芦、番茄、冬瓜、苦瓜	500
大白菜、圆白菜、菠菜、油菜	500		

等值谷薯类食物交换表

每一交换份谷薯类食物提供蛋白质 2 克，碳水化合物 20 克，热量 90 千卡

食　　物	重量（克）	食　　物	重量（克）
大米、小米、糯米、薏米	25	干粉条、干莲子	25
高粱米、玉米糙	25	绿豆、红豆、芸豆、干豌豆	25
面粉、玉米面	25	油条、油饼、苏打饼干	25
混合面	25	烧饼、烙饼	35
燕麦片、莜麦面	25	咸面包、窝头	35
荞麦面、苦荞面	25	生面条	35
各种挂面	25	土豆	100
龙须面	25	湿粉皮	150
通心粉	25	鲜玉米（中等大小，带棒心）	200

等值油脂类食物交换表

每一交换份油脂类（包括坚果类）食物提供脂肪 6 克，热量 90 千卡

食　　物	重量（克）	食　　物	重量（克）
花生油、香油（1 汤匙）	10	羊油	10
玉米油、菜籽油（1 汤匙）	10	黄油	10
豆油	10	葵花子（带壳）	20
红花油（1 汤匙）	10	核桃、杏仁	25
猪油	10	花生米	25
牛油	10	西瓜子（带壳）	40

等值大豆类食物交换表

每一交换份大豆类食物提供蛋白质 9 克，脂肪 4 克，热量 90 千卡

食　　物	重量（克）	食　　物	重量（克）
腐竹	20	毛豆	70
黄豆	25	北豆腐	100
黄豆粉	25	南豆腐	150
豆腐丝、豆腐干	50	豆浆（黄豆 1 份加 8 倍的水磨浆）	400

等值奶制品类食物交换表

每一交换份奶制品类食物提供蛋白质 5 克，脂肪 5 克，碳水化合物 6 克，热量 90 千卡

食　　物	重量（克）	食　　物	重量（克）
奶粉	20	无糖酸奶	130
脱脂奶粉	25	牛奶	160
奶酪	25	羊奶	160

等值水果类食物交换表

每一交换份水果类食物提供蛋白质 1 克，碳水化合物 21 克，热量 90 千卡

食　　物	重量（克）	食　　物	重量（克）
柿子、香蕉、鲜荔枝（带皮）	150	李子、杏	200
梨、桃、苹果	200	葡萄	200
橘子、橙子、柚子（带皮）	200	草莓	300
猕猴桃	200	西瓜	500

饮食误区，升高血糖损健康

■ 主食吃得越少越好

很多糖尿病患者怕血糖升高不敢吃主食，采用饥饿疗法控制血糖，这种做法不仅是错误的而且非常危险，严重者会造成低血糖昏迷。

其实如果在合理控制热能的基础上提高碳水化合物的摄入量不仅不会造成患者的血糖升高，还可以增强胰岛素敏感性和改善葡萄糖耐量。因此，糖尿病患者应维持合理的饮食结构，而不是单纯的挨饿或不吃主食。

■ 只要是甜的东西就不能吃

很多糖尿病患者不敢吃"甜"食。其实，"甜"食不完全等同于"糖类"。除了葡萄糖、果糖、蔗糖等单糖和双糖外，还有糖精、木糖醇、阿斯巴甜、麦芽糖醇等甜味剂。这些甜味剂虽可增加食品的甜度，但不会增加食品的热量，所以糖尿病患者可以适量食用。

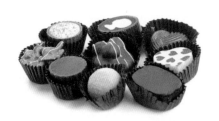

巧克力含有大量糖分，极易被人体吸收，易造成血糖的波动，加重病情。

■ 只吃粗粮不吃细粮

粗粮中含有丰富的膳食纤维，且食物血糖生成指数较低，因此有些糖尿病患者大量吃粗粮，这种做法其实是错误的，如果长期以粗粮为主，会增加胃肠道的负担，并影响蛋白质和一些矿物质的吸收，时间长了容易造成营养不良，对身体不利。因此主食应粗细搭配，细粮与粗粮的最佳比例为6∶4。

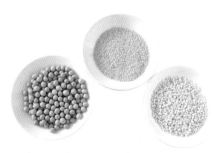

虽然粗粮升血糖的速度较慢，但如果食用过量，同样会使血糖达较高，所以粗粮也不能多吃。

■ 水果含糖量高，糖尿病患者不能吃

水果中含有大量维生素、膳食纤维和矿物质，有益于糖尿病患者。水果含的糖分有葡萄糖、果糖和蔗糖，其中果糖在代谢时不需要胰岛素参加，所以，糖尿病患者在血糖已获得控制后可适量吃些水果。糖尿病患者如果空腹血糖控制在7.8毫摩/升以下、餐后2小时血糖控制在10毫摩/升以下，可以在两餐之间适当地吃一些水果。但要选择低糖水果。

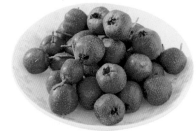

应在两次正餐的中间和睡觉前吃水果，不宜餐前或餐后立即吃水果，否则会增加胰腺的负担。

■ 用了降糖药，就不需要控制饮食了

有的糖尿病患者认为吃了降糖药物，就不需要进行饮食控制了，这种认识和做法也是不对的，因为饮食治疗是药物治疗的前提和基础，不控制饮食会直接影响降糖药物的疗效，造成血糖波动。因此，只有在科学的饮食疗法基础上辅以药物治疗，才能更有效、更安全地降血糖。

■ 植物油多吃无妨

有些糖尿病患者认为，植物油中含有大量的不饱和脂肪酸，对病情控制有益，不用控制其摄入量。其实，植物油同样也是脂肪，热量仍然很高，如果不加以控制很容易超过每日规定的总热量。因此，糖尿病患者每日植物油应限制在 20 克以内。

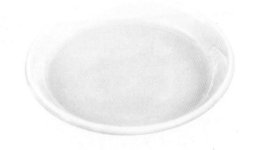

在炒肉或做较费油的菜时，可先将肉或其他食材放入水中焯熟，然后再烹制，可减少食用油摄入量。

■ 不能喝牛奶

有些糖尿病患者认为牛奶含糖不敢喝，其实这是错误的。因为牛奶中含有丰富的钙，对维持糖尿病患者的钙平衡有益，而且牛奶中含有大量蛋白质和生物活性物质，对机体物质和热量代谢可以起一定的调节作用。因此糖尿病患者可每天喝 250 克牛奶。

■ 控制饮水量

糖尿病患者喝水多其实是体内缺水的表现，是人体的一种保护性反应，患糖尿病后控制喝水不但不能治疗糖尿病，反而会加重病情，可引起酮症酸中毒或高渗综合征，是非常危险的。只有少数严重肾功能障碍、水肿患者，才需要适当控制饮水。

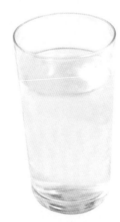

糖尿病患者每天应饮用 1500～1700 克的水，宜饮用白开水、淡茶水、矿泉水等无糖饮料。

糖尿病患者不要谈"糖"色变

很多糖尿病患者都有一个错误的观点，认为得了糖尿病以后就再也不能吃甜食了，其实糖尿病患者大可不必将甜食拒之千里，只要食用得当，也可以适量地食用甜食。糖尿病患者可以适量食用的糖类如下：

■ 果糖

果糖主要存在于水果中，虽然它的甜度超过蔗糖和葡萄糖，但是果糖吸收后需要在肝脏中转化为葡萄糖才能被组织细胞利用，在体内的代谢不需要胰岛素，对血液中葡萄糖的影响也较小，而且果糖的食物血糖生成指数比较低，因此可以适量食用。

糖尿病患者在血糖波动不大的情况下可以适当吃些苹果、橘子、草莓、樱桃等水果，需要注意的是一次吃的量不能过多，具体食用量可参看本书Part 2 的具体讲述。

■ 乳糖

乳糖主要存在于奶类和奶制品中，乳糖的食物血糖生成指数比较低，在胃肠道中消化吸收较慢，食用后不易使血糖升高。而且奶制品中的钙有刺激胰岛 β 细胞的作用，能够促进胰岛素的正常分泌，因此糖尿病患者宜每天喝250克牛奶，可分早、中、晚三次服用。

■ 多糖

多糖主要存在于大米、面粉等谷物中，糖尿病患者尤其是对已经使用胰岛素治疗的患者，在合理控制总热

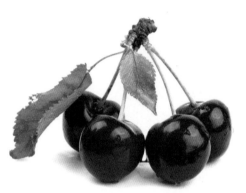

量的基础上，摄入适当比例的碳水化合物，可提高胰岛素的敏感性和改善葡萄糖耐量。因此糖尿病患者不需要刻意减少碳水化合物（如大米、面食类）在总热量中所占的比例，如果不吃主食反而不利于血糖的控制。

■ 甜味剂

甜味剂并不属于糖类家族，比如糖精、木糖醇、山梨醇、甜蜜素、阿斯巴甜等属于无营养型的甜味剂，甜度是蔗糖的 200～300 倍，食品工业中仅仅是用来改善食品口味的，并不影响血糖水平。因此，糖尿病患者适量食用，可以在满足味蕾的同时，又能达到控制血糖的目的。

加入糖尿病知识拓展群

◆ 全方位了解糖尿病信息 ◆

入群指南详见本书 封三

Part **1**

营养素推荐

深度解析
让补充营养素有据可依

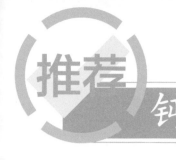

推荐 **钙** 促进胰岛素的正常分泌

控糖原理

负责传达"分泌胰岛素"的信息

　　钙有负责传达"分泌胰岛素"信息的作用，当血糖升高时，身体就需要胰岛素来进行调节，这时就需要钙来传达这个信息给胰腺，让它开始分泌胰岛素。因此，若人体缺乏钙质，就无法完成传达信息的功能，胰岛素的分泌就会失常，血糖值就会升高。

推荐摄入量：每天摄入 800 毫克

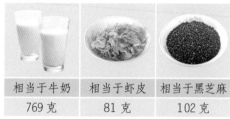

相当于牛奶	相当于虾皮	相当于黑芝麻
769 克	81 克	102 克

注：相当于牛奶 769 克，也就是说 769 克牛奶含有 800 毫克的钙（下同）。

主要功能

- 构成骨骼与牙齿的主要元素
- 调节细胞和毛细血管的通透性
- 维持肌肉神经的正常兴奋性
- 促进体内多种酶的活动
- 帮助血液凝集
- 维持心律

缺乏时的表现

- 骨质疏松、易骨折
- 驼背、身高降低
- 经常腰酸背痛、腿部抽筋
- 手足麻木、多汗多尿
- 记忆力和思维能力减退、智力下降
- 出现神经衰弱和精神疾病

补充搭配红绿灯

- ✅ **维生素 D + 钙** = 促进钙的吸收。
- ✅ **优质蛋白 + 钙** = 有助于钙的吸收。
- ❌ **可乐 + 钙** = 阻碍钙的吸收和利用。

钙剂选择

　　碳酸钙：胃酸分泌正常或偏多的成人，宜选择碳酸钙，因为碳酸钙可以起到中和胃酸和补钙的双重作用，一举两得。

　　有机钙：胃酸分泌较少、患有胃病的人群，宜选择有机钙，因为有机钙更利于胃病患者的肠胃吸收。

　　葡萄糖酸钙：幼儿、青少年，宜选择葡萄糖酸钙，因为葡萄糖酸钙溶解度大，对胃的刺激小，且口感较好，适合青少年儿童的口味。

富含钙食物 TOP10

虾皮	黑芝麻	白芝麻	泥鳅	河蚌	萝卜缨	芥菜	黑豆	口蘑（干）	牛奶
991	780	620	299	248	238	230	224	169	104

注：为每 100 克可食部含量，单位：毫克。

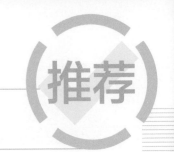
镁　促进胰岛素的分泌

控糖原理
促进胰岛素的分泌

　　在糖代谢过程中，镁是不可或缺的元素，镁对促进胰岛素的分泌有重要作用，如果体内缺乏镁元素，会降低胰岛素刺激葡萄糖的吸收效果，造成身体对胰岛素反应不佳，导致血糖上升。

推荐摄入量：每天摄入 330 毫克

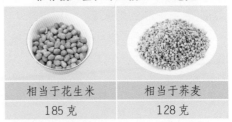

相当于花生米	相当于荞麦
185 克	128 克

主要功能

- 调节神经和肌肉活动
- 维护骨骼的生长
- 辅助钙与钾的吸收
- 维护胃肠道和激素的功能
- 参与体内热量的代谢
- 激活多种酶的活性

缺乏时的表现

- 血清钙下降
- 造成肌肉无力、抽筋等症
- 导致胰岛素抵抗
- 增加高血压和心脏病的发病率
- 影响睡眠质量
- 导致食欲缺乏

补充搭配红绿灯

- ✅ 镁＋钙＝有效促进钙在骨骼和牙齿中的沉积，增加补钙的效果。
- ❌ 钙＋磷＋镁＝三者摄入量之比为 5:3:1。如果其中某一样摄入过多或过少，就会影响其他元素的吸收。

哪些人需要补镁

　　酗酒者及服用利尿剂的人，因为酒精和利尿剂会促使镁离子流失。

　　精神紧张、剧烈运动的人及中老年人，补充镁可缓解紧张情绪，降低疲劳感及脑卒中的危险。

富含镁食物 TOP10

榛子（干）	杏仁	葵花子（炒）	荞麦	黄豆	花生米（生）	玉米糁	红豆	小米	小麦粉
420	275	267	258	199	178	151	138	107	50

注：为每 100 克可食部含量，单位：毫克。

锌 胰腺制造胰岛素的必要元素

控糖原理
提高胰岛素原的转化率

　　锌是胰腺制造胰岛素的必要元素，可提高胰岛素原的转化率，升高血清中胰岛素的水平，从而使肌肉和脂肪细胞对葡萄糖的利用也大大增强。如果人体缺乏锌元素，则会使胰岛素分泌失常，甚至无法制造，进而影响血糖，引发糖尿病。

主要功能

- 促进生长发育
- 增强细胞免疫功能
- 促进性功能发育
- 促进维生素 A 的吸收
- 帮助伤口愈合
- 参与蛋白质的合成与修补

缺乏时的表现

- 出现厌食、偏食或异食症
- 导致精子数量减少
- 伤口不易愈合
- 身材矮小、瘦弱
- 易患前列腺炎
- 抵抗力下降

推荐摄入量：每天摄入 12.5 毫克（男），7.5 毫克（女）

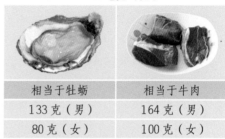

相当于牡蛎	相当于牛肉
133 克（男）	164 克（男）
80 克（女）	100 克（女）

补充搭配红绿灯

- ✔ 锌 + 蛋白质 = 促进锌的吸收。
- ✔ 锌 + 钙 = 有利于钙、锌的协同作用。

锌剂选择

　　有机锌：如氨基酸锌、乳酸锌、葡萄糖酸锌、柠檬酸锌等，生物利用度达到 14%。此类有机锌对肠胃有一定的刺激性，因此肠胃不好的人不宜服用。

　　生物锌：如酵母锌，酵母锌是通过酵母在生长过程中对锌进行吸收和转化，无毒副作用和肠胃刺激，同时利用度高达 70% 以上，一般人均可服用。

富含锌食物 TOP10

山核桃	牡蛎	松子（生）	牛肉	南瓜子	西瓜子（炒）	榛子（干）	章鱼	驴肉	猪肉
12.59	9.39	9.02	7.60	7.12	6.76	5.83	5.18	4.26	2.99

注：为每 100 克可食部含量，单位：毫克。

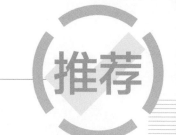

硒　能够促进葡萄糖的运转

控糖原理
促进葡萄糖的运转

　　硒是微量元素中的胰岛素，能够促进葡萄糖的运转，还能防止胰岛 β 细胞氧化破坏，修复胰岛细胞，使其功能正常，促进糖分解代谢，降低血糖和尿糖。需要注意的是，摄入过多或过少都不利于糖尿病病情的控制。

主要功能

- 提高人体免疫力
- 抗氧化、延缓衰老
- 参与糖尿病的治疗
- 保护眼睛
- 防治心脑血管疾病
- 保护肝脏

缺乏时的表现

- 导致未老先衰
- 引发心肌病及心肌衰竭
- 易发生克山病、大骨节病
- 易使精神萎靡不振
- 导致精子活力下降
- 易患感冒

推荐摄入量：每天摄入 60 微克

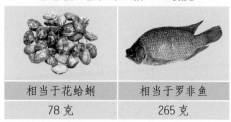

相当于花蛤蜊	相当于罗非鱼
78 克	265 克

补充搭配红绿灯

- ✅ **硒 + 维生素 E** = 能够保护细胞膜，防止不饱和脂肪酸的氧化。
- ✅ **硒酵母 + 叶酸** = 具有预防胃癌的作用。

硒剂选择

　　有机硒： 如硒酵母，有机硒与无机硒相比，具有食用安全、无毒副作用、吸收利用率高、营养价值高等优点，是补硒的首选。

　　无机硒： 如亚硒酸钠，无机硒的毒性较大，不建议服用。

富含硒食物 TOP10

花蛤蜊	海参	鳝鱼	腰果	杏仁	西瓜子（炒）	罗非鱼	鸡腿	牛肉（瘦）	馒头
77.10	63.93	34.56	34.00	27.06	23.44	22.60	12.40	10.55	8.45

注：为每 100 克可食部含量，单位：微克。

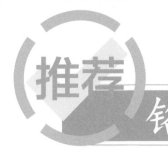

推荐

铬 — 重要的血糖调节剂

推荐摄入量： 每天摄入 30 微克

控糖原理
重要的血糖调节剂

　　铬能帮助胰岛素促进葡萄糖进入细胞内的效率，是重要的血糖调节剂。当铬缺乏时胰岛素的活性必然下降，致使糖代谢紊乱，表现出血糖升高，继而可发展成糖尿病。补充铬后，糖尿病患者及营养不良儿童的葡萄糖耐受性都会得到改善。

主要功能

- 促进胰岛素的分泌
- 参与糖类的代谢
- 影响脂肪的代谢
- 促进蛋白质代谢合成
- 促进生长发育
- 维持核酸的稳定

缺乏时的表现

- 造成动脉粥样硬化
- 使血清胆固醇和甘油三酯升高
- 血糖升高
- 生长迟缓
- 神经障碍（神经病变）

补充搭配红绿灯

- ✓ 铬 + 硒 = 防治糖尿病及并发症。
- ✓ 铬 + 锌 = 有效调节血糖，改善胰岛素活性，预防并发症。最好早晨补铬，晚上补锌。

哪些人需要补铬

　　中老年人人体含铬量甚微，并且随着年龄的增长而减少，到 50 岁后体内的铬含量就非常少了，因此，中老年人应适当多吃些含铬高的食物或补充一些铬剂。

富含铬食物 TOP10

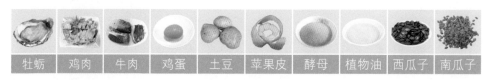

| 牡蛎 | 鸡肉 | 牛肉 | 鸡蛋 | 土豆 | 苹果皮 | 酵母 | 植物油 | 西瓜子 | 南瓜子 |

维生素B₁ 参与糖类和脂肪的代谢

推荐摄入量： 每天摄入 1.4 毫克（男），1.2 毫克（女）

控糖原理
帮助葡萄糖转变成热量

维生素 B_1 可以参与糖类与脂肪的代谢，能够帮助葡萄糖转变成热量，控制血糖升高。此外，维生素 B_1 还可以维持微血管健康，预防因高血糖所致的肾细胞代谢紊乱，避免并发微血管病变和肾病。

主要功能

- 帮助消化
- 改善精神状况
- 维持神经组织、肌肉、心脏的正常活动
- 可缓解牙科手术后的痛苦

缺乏时的表现

- 脚气病
- 食欲缺乏、胃肠疾病
- 头发干枯
- 注意力不集中、记忆力减退
- 心脏肥大
- 易怒、神经质

补充搭配红绿灯

- ✓ **维生素 B_1** + **复合维生素 B** = 更有利于人体的吸收。
- ✗ **维生素 B_1** + **酒** = 降低维生素 B_1 的吸收率。
- ✗ **维生素 B_1** + **磺胺类药品** = 产生排斥反应。

哪些人需要补维生素 B₁

饭后需要服用胃酸抑制剂的人，易造成维生素 B_1 的流失，因此需要补充维生素 B_1。

爱喝酒的人，因为酒精会消耗体内的维生素 B_1，所以需要补充。

爱吃甜食的人，因为常吃甜食会造成维生素 B_1 的食物供应不足，需补充。

富含维生素 B₁ 食物 TOP10

猪大排	花生米（生）	榛子（干）	豌豆	黄豆	松子	小麦	小米	燕麦片	绿豆
0.80	0.72	0.62	0.49	0.41	0.41	0.40	0.33	0.30	0.25

注：为每 100 克可食部含量，单位：毫克。

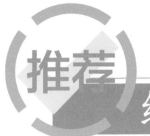

维生素C 促进糖代谢正常化

控糖原理

有助于血糖的稳定

日常饮食，摄入足够的维生素C，能促进糖代谢正常化，提高胰岛素疗法的疗效。维生素C还可以抑制醛糖还原酶的作用，可以延缓或改善糖尿病心、脑、肾血管病变及周围神经病变的发生。

主要功能

- 促进胶原蛋白的合成
- 治疗坏血病
- 预防牙龈萎缩、出血
- 预防动脉硬化
- 保护其他抗氧化剂
- 提高人体的免疫力

缺乏时的表现

- 生长迟缓、发育不良
- 骨骼发育不全
- 肌肉关节酸痛
- 皮肤干燥，抵抗力下降
- 牙齿易松动、脱落
- 皮肤易有瘀点、瘀斑

推荐摄入量：每天摄入100毫克

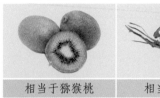

相当于猕猴桃	相当于苋菜
161克	333克

补充搭配红绿灯

- ✓ **维生素C+B族维生素**＝提高免疫力。
- ✓ **维生素C+铁**＝帮助铁的吸收。
- ✗ **维生素C+叶酸**＝吸收率会受到影响。叶酸在酸性环境中易被破坏，而维生素C在酸性环境中较稳定，由于二者的稳定环境相抵触，因而会影响吸收，所以服用时间最好间隔半小时以上。

哪些人需要补维生素C

脸上有色斑的人，维生素C具有抗氧化作用，能够抑制色素斑的生成。

缺铁的人，维生素C可以提高人体从食物中吸收铁的能力。

经常吸烟的人，维生素C有助于提高细胞的抵抗力，消除体内的尼古丁。

富含维生素C食物TOP10

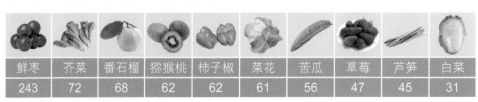

鲜枣	芥菜	番石榴	猕猴桃	柿子椒	菜花	苦瓜	草莓	芦笋	白菜
243	72	68	62	62	61	56	47	45	31

注：为每100克可食部含量，单位：毫克。

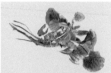

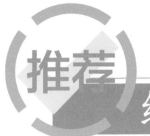

向红丁糖尿病饮食升级版

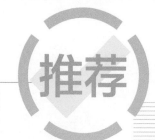
维生素E

保护胰岛细胞免受自由基的损伤

控糖原理

保护胰岛细胞免受自由基的侵害

维生素E是一种天然的脂溶性抗氧化剂，能清除自由基，保护胰岛细胞免受自由基的侵害，同时改善机体对胰岛素的敏感性。维生素E可通过促使前列腺素合成、抑制血栓素生成等，改善机体血液的高凝状态，从而减轻动脉硬化及微血管病变。

主要功能

- 降低患心脏病的概率
- 提高生育能力
- 预防毛细血管出血
- 缓解更年期综合征
- 祛斑养颜
- 防止血液凝固

缺乏时的表现

- 躁动不安
- 头发分叉、色斑
- 牙齿发黄
- 引起男性性功能低下
- 前列腺肥大、不育症

推荐摄入量：每天摄入14毫克

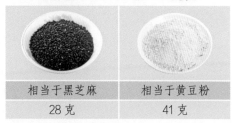

相当于黑芝麻	相当于黄豆粉
28克	41克

补充搭配红绿灯

- ⊘ 维生素E+复合维生素B= 促进吸收。
- ⊘ 维生素E+维生素C= 促进吸收。

哪些人需要补维生素E

血脂异常患者，因为维生素E能改善脂质代谢。

更年期妇女，补充维生素E能预防器官的老化，减轻更年期不适。

 加入糖尿病知识拓展群

◆ 全方位了解糖尿病信息 ◆

入群指南详见本书 封三

富含维生素E 食物 TOP10

香油	玉米油	黑芝麻	核桃	花生油	松子（生）	黄豆粉	桑葚	口蘑（干）	玉米（白）
68.53	50.94	50.40	43.21	42.06	34.48	33.69	12.78	8.57	8.23

注：为每100克可食部含量，单位：毫克。

ω-3脂肪酸 抗氧化，调血糖

控糖原理
抗氧化，调血糖

ω-3脂肪酸会使细胞膜的活性增强，而活性强的细胞膜表面形成胰岛素受体的数量也多，因而对胰岛素表现得十分敏感，从而能加大血糖的消耗及将血糖转化为糖原，使人体血液中的葡萄糖始终处于平衡状态，能大大减少糖尿病的发生，而且对治疗糖尿病也有一定的效果。

主要功能
- 降低血压和胆固醇
- 降低心血管疾病的发病率
- 减轻关节僵硬症状和关节疼痛
- 减轻抑郁症状
- 有助于婴幼儿的视力及神经发育
- 预防骨质疏松

缺乏时的表现
- 生长发育速度降低
- 肠胃道及肝、肾异常
- 血小板功能失常
- 易感染
- 血脂及体脂组成异常

补充搭配红绿灯

❌ **ω-3脂肪酸 + 抗凝药物** = ω-3脂肪酸也有抗凝作用，两者同食等于加大了抗凝药物的剂量，不利于健康。

哪些人需要补 ω-3 脂肪酸

有高血压、血脂异常、高血糖的中老年人群，ω-3脂肪酸能消除体内自由基，延缓人体衰老。

冠心病患者，ω-3脂肪酸中的DHA及EPA具有扩张血管、抑制血小板聚集的作用，对冠心病患者有保护作用。

富含 ω-3 脂肪酸食物 TOP10

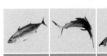

| 金枪鱼 | 旗鱼 | 鲭鱼 | 鲱鱼 | 大马哈鱼 | 玉米油 | 葵花子油 | 花生油 | 核桃 | 杏仁 |

膳食纤维 提高胰岛素的利用率

控糖原理
使人体血液中的葡萄糖处于平衡状态

膳食纤维可提高胰岛素受体的敏感性，提高胰岛素的利用率；而且膳食纤维还能延缓小肠对糖类与脂肪的吸收，促进胃排空，减少胰岛素的用量，控制餐后血糖的上升速度。

主要功能

- 促进肠胃蠕动
- 增加饱腹感
- 刺激肠黏液分泌
- 降低血脂
- 通便、利尿、清肠健胃
- 预防和治疗冠心病

缺乏时的表现

- 引发便秘
- 导致肠道内腐败菌生长
- 易疲劳
- 皮肤粗糙
- 口中有异味
- 头痛

推荐摄入量：每天摄入 25~35 克

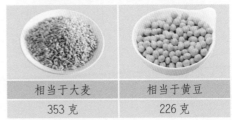

相当于大麦	相当于黄豆
353 克	226 克

补充搭配红绿灯

✓ **膳食纤维 + 水** = 加强膳食纤维的润肠作用。

哪些人需要补膳食纤维

肥胖者，膳食纤维还能延缓和减少肠道对营养的消化吸收，最终使体内脂肪消耗而起到减肥作用。

便秘者，膳食纤维可以促进肠道蠕动，调节肠道菌群，软化粪便，改善便秘。

血脂异常患者，膳食纤维能够消耗体内多余的胆固醇和甘油三酯。

富含膳食纤维食物 TOP10

黄豆	黑豆	大麦	红豆	绿豆	玉米面	蒜薹	芹菜叶	苋菜	红薯
15.5	10.2	9.9	7.7	6.4	5.6	2.5	2.2	2.2	1.6

注：为每 100 克可食部含量，单位：克。

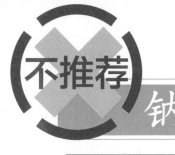

钠 使血糖浓度增高

推荐摄入量： 每天摄入 1500 毫克为宜

对糖尿病的危害

　　研究表明，过多摄入钠，会增强淀粉酶活性，促进淀粉消化，促进小肠吸收游离葡萄糖，引起血糖升高，从而加重病情。

限钠方法

■ 烹调食物时尽量少加食盐，可用醋、芥末、胡椒等香辣调料来提味
■ 不吃或少吃咸菜和含盐量多的食品
■ 适当多吃豆类、蔬菜、水果等含钾多的食物

钠过量对身体的危害

■ 升高血压　　　■ 诱发心力衰竭症状
■ 导致胃癌　　　■ 导致动脉硬化
■ 易患感冒　　　■ 易致骨质疏松或骨折

富含钠食物 TOP10

	盐	味精	辣椒酱	酱萝卜	酱油	咸鸭蛋	腐乳	鲅鱼(罐头)	香肠	方便面
	39311	8160	8027	6880	5757	2706	2460	2310	2309	1144

注：为每 100 克可食部含量，单位：毫克。

饱和脂肪酸 加重胰岛 β 细胞损害

对糖尿病的危害

　　饱和脂肪酸可促进胆固醇的吸收，会导致血脂升高，使胰岛素的敏感性下降，促进糖异生，使血糖升高，进一步加重胰岛 β 细胞的损害，因此糖尿病患者要尽量避免摄入饱和脂肪酸。

限饱和脂肪酸的方法

■ 少吃或不吃动物油脂、肥肉
■ 尽量不吃西式快餐
■ 食用油以植物油为主

饱和脂肪酸过量对身体的危害

■ 诱发糖尿病肾病　　■ 易致脑血管意外
■ 导致血栓的形成　　■ 引发冠心病

富含饱和脂肪酸的食物 TOP8

	奶豆腐	牛油	奶油	牛奶	棕榈油	猪油	辣椒油	棉子油
	94.0	61.8	61.7	53.8	43.4	43.2	38.4	24.3

注：饱和脂肪酸与总脂肪酸的百分比。

Part **2**

日常饮食推荐

既享美味又控糖

谷豆类

玉米 胰岛素的加强剂

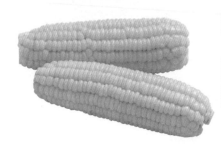

食物血糖生成指数	
	55 中
热　量	112 千卡
推荐用量	玉米面每日70 克为宜

最佳食用时间

玉米的最佳食用时间是早上，因为玉米中的烟酸可使人一整天保持旺盛的精神状态。

注：为每100克可食部所含热量；推荐用量为生重

为什么适宜吃

控糖原理
调节胰岛素分泌

玉米中所含有的镁、铬、谷胱甘肽等具有**调节胰岛素分泌的功效，是胰岛素的加强剂**，有**预防糖尿病**的作用。

对并发症的好处
降低心肌梗死、脑卒中的发病率

玉米中的油酸、亚油酸可**降低高血压患者发生心肌梗死、脑卒中等疾病的风险**。而亚油酸又能和维生素E共同作用，从而**降低血液胆固醇浓度**。

控糖烹饪红绿灯

✅ 玉米煮粥时加少量碱，可使玉米中的烟酸充分释放出来，同时还有利于保存B族维生素，有利于维持糖尿病患者微血管健康。

搭配红绿灯

 +   可降低糖尿病并发心脑血管疾病的发病率。

玉米　　胡萝卜

 +   具有生津止渴、控糖降脂的作用。

玉米　　洋葱

人群须知

1. 推荐人群：糖尿病、高血压、血脂异常、冠心病等心血管疾病患者；癌症患者及中老年人；慢性肾炎水肿者。
2. 慎食人群：胃肠功能较弱的人。

营养师支招

玉米的胚尖含有丰富的不饱和脂肪酸，因此食用时应把胚尖全部吃掉。

蔬菜玉米饼

材料：鲜玉米粒200克，鸡蛋1个（60克），面粉100克，韭菜、胡萝卜各50克。

调料：葱段、盐各适量，植物油10克。

做法：

1. 将韭菜洗净，切段；胡萝卜洗净，切丝；玉米粒入沸水锅煮熟，捞出，凉凉；面粉加温水、鸡蛋，调成面糊，放入韭菜段、葱段、胡萝卜丝、玉米粒、盐搅拌均匀。
2. 锅置火上，倒油烧热，将面糊舀出平摊在锅中，小火煎至两面金黄色即可。

营养分析

总热量	蛋白质	脂肪	糖类
787千卡	29克	9克	129克

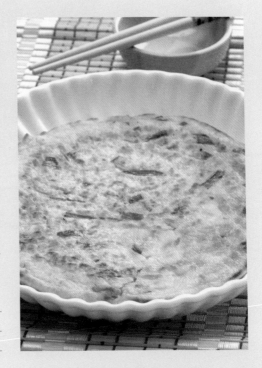

Part 2 日常饮食推荐

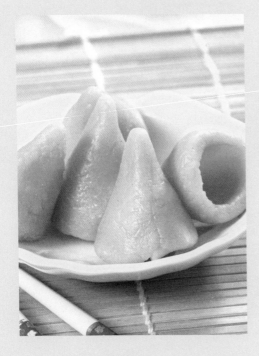

小窝头 2人份

材料：细玉米粉120克，黄豆面80克，泡打粉少许。

做法：

1. 将所有材料混合均匀，慢慢加入温水，边加边搅动，直至和成软硬适中的面团。
2. 取一小块面团，揉成小团，套在食指指尖上，用另一只手配合着将面团顺着手指推开，轻轻取下来，放入蒸锅里。
3. 大火烧开后继续蒸10分钟即可。

营养分析

总热量	蛋白质	脂肪	糖类
446千卡	33克	14克	55克

小米 帮助葡萄糖代谢，控制血糖升高

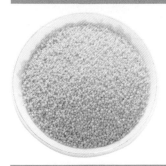

食物血糖生成指数	
71	
热　量	361 千卡
推荐用量	每日 50 克为宜

最佳食用时间

小米的最佳食用时间是早上，因为小米有健脾养胃的功效，早上食用可更好地保养胃肠道。

为什么适宜吃

控糖原理
参与糖类与脂肪的代谢

小米中所含的维生素 B_1 可以**参与糖类与脂肪的代谢**，能够帮助葡萄糖转变成总热量，**控制血糖升高**。

对并发症的好处
降低心肌梗死、脑卒中的发病率

小米中的膳食纤维具有**促进肠蠕动，防治便秘**的功效。此外，小米还对糖尿病患者**服用药物引起的肠道反应及并发动脉硬化有辅助治疗的作用**。

控糖烹饪红绿灯

❌ 煮小米粥时不宜放碱，因为碱会破坏小米中的维生素，造成营养的缺失，不利于血糖的控制。

❌ 淘米次数不宜过多，更不宜用手搓，否则会造成营养成分的流失，使糖尿病患者不能充分利用小米中的营养。

搭配红绿灯

 小米 + 大豆

大豆可以补充小米缺乏赖氨酸的不足，使营养更全面。

人群须知

1. 推荐人群：中老年人；高血压、糖尿病、血脂异常患者；消化功能不良者；产妇。
2. 慎食人群：气滞者；素体虚寒、小便清长者。

营养师支招

小米含赖氨酸较少，不宜以小米为主食，应注意搭配豆类及肉类，以免缺乏其他营养。

向红丁糖尿病饮食升级版

小米面发糕

材料：小米面 100 克，黄豆面 50 克，
　　　酵母适量。

做法：

1. 将小米面、黄豆面和适量酵母，
   用温水和成较软的面团，醒发 20
   分钟。
2. 将面团整形放在蒸屉上用大火将水
   烧开，转小火蒸半小时至熟，取出
   凉凉后，切成长方小块即可。

营养分析

总热量	蛋白质	脂肪	糖类
556 千卡	27 克	11 克	92 克

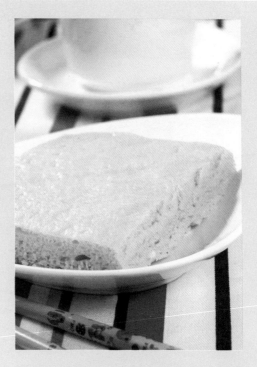

Part **2** 日常饮食推荐

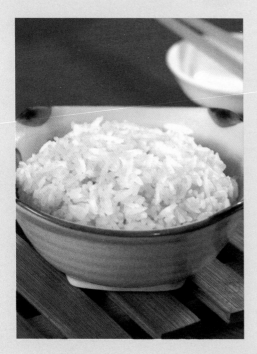

二米饭

材料：大米 80 克，小米 50 克。

做法：

1. 将大米、小米淘洗干净。
2. 在电饭锅中加入适量清水，放入大
   米和小米，按下煮饭键，跳键后不
   要马上开盖，再焖一小会儿更佳。

营养分析

总热量	蛋白质	脂肪	糖类
458 千卡	10 克	2 克	100 克

黑米 延缓小肠对糖类与脂肪的吸收

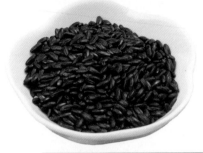

食物血糖生成指数	
	42.3 低
热 量	341 千卡
推荐用量	每日 50 克为宜

最佳食用时间

黑米的最佳食用时间是晚上，因为此时其补血养颜的功效能得到最大的发挥。

为什么适宜吃

控糖原理
提高胰岛素的利用率

黑米中含有丰富的膳食纤维，可**提高胰岛素的利用率**，延缓小肠对糖类与脂肪的吸收，**控制餐后血糖的上升速度**。

对并发症的好处
预防动脉硬化

黑米色素中富含黄酮类活性物质，能够**预防动脉硬化**。其所含的钾、镁等矿物质还**有利于控制血压，减少患心脑血管疾病的风险**。

控糖烹饪红绿灯

✅ 黑米米粒外部有一层坚韧的种皮，不易煮烂，因此应先浸泡一夜再煮，有利于糖尿病患者消化吸收。

搭配红绿灯

黑米 + 大米	✅	可防止餐后血糖急剧上升，平稳血糖。
黑米 + 燕麦	✅	具有降低胆固醇、延缓衰老、美白肌肤的功效。

人群须知

1. 推荐人群：晕眩症患者；糖尿病、心脑血管病患者；贫血、白发患者；有腰膝酸软、夜盲耳鸣等症的患者；孕妇、产妇。
2. 慎食人群：消化功能较弱的人。

营养师支招

黑米含有水溶性维生素，所以淘洗干净即可，不要次数过多。

黑米面馒头

材料：面粉50克，黑米面25克，酵母适量。

做法：

1. 酵母用35℃的温水化开并调匀；面粉和黑米面倒入盆中，慢慢地加酵母水和适量清水搅拌均匀，揉成光滑的面团。
2. 将面团平均分成若干小面团，揉成团，制成馒头生坯，醒发30分钟，送入烧沸的蒸锅蒸15~20分钟即可。

营养分析

总热量	蛋白质	脂肪	糖类
260千卡	8克	1克	55克

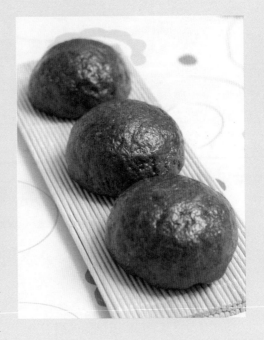

燕麦黑米黑豆浆

材料：黑豆、黑米各30克，燕麦片15克，山药50克。

做法：

1. 黑豆和黑米分别洗净，浸泡4小时；燕麦片淘洗干净；山药去皮，洗净，切丁。
2. 上述食材倒入全自动豆浆机中，加水至上下水位线之间，按下"豆浆"键，煮至豆浆机提示豆浆做好，凉至温热后饮用即可。

营养分析

总热量	蛋白质	脂肪	糖类
308千卡	17克	7克	48克

Part 2 日常饮食推荐

薏米　抑制氧自由基对胰岛 β 细胞的损伤

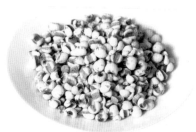

热　量	361 千卡
推荐用量	每日 50 克为宜

最佳食用时间

薏米在夏秋季食用，其消暑利湿的功效更佳。

为什么适宜吃

控糖原理
抑制氧自由基对胰岛 β 细胞的损伤

薏米含有的多糖**有显著的控糖作用**，**可抑制氧自由基对胰岛 β 细胞的损伤**。此外，薏米中的膳食纤维也可**延缓餐后血糖的上升速度**。

对并发症的好处
降低胆固醇及甘油三酯

薏米中的水溶性膳食纤维可以**降低血液中的胆固醇及甘油三酯**，进而**降低血脂**。此外，还能**增强肾功能**，改善糖尿病性肾病尿少、水肿等症状。

控糖烹饪红绿灯

✓ 薏米不易煮熟，因此在煮之前最好用温水浸泡 2~3 小时，煮时更有利于营养的释放，从而利于糖尿病患者改善病情。

搭配红绿灯

 + ✓ 具有清暑利湿的功效。

薏米　　冬瓜

 + ✓ 帮助消除粉刺、雀斑、老年斑、妊娠斑等，使皮肤光滑细腻。

薏米　　牛奶

人群须知

1. 推荐人群：各种癌症患者；糖尿病、高血压患者；皮肤粗糙者。
2. 慎食人群：大便燥结者；遗精、遗尿者。

营养师支招

薏米有显著的防癌抗癌功效，特别适合癌症患者在放疗、化疗后食用。

薏米所含的糖类黏性较高，一次吃太多不易消化。

草莓薏仁酸奶

材料：鲜草莓 100 克，薏米 50 克，原味酸奶 200 克。

做法：

1. 薏米洗净，用清水浸泡 2 小时，然后放入锅中煮熟至软烂，捞出，凉凉；草莓洗净去蒂，切成小块。

2. 将薏米、草莓块、酸奶一起放入搅拌机中，搅拌均匀即可。

营养分析

总热量	蛋白质	脂肪	糖类
357 千卡	12 克	7 克	61 克

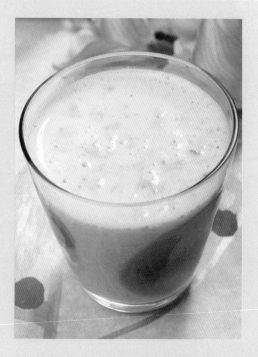

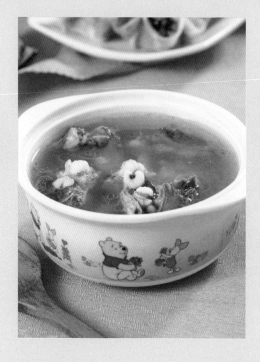

薏米老鸭煲

材料：薏米 50 克，老鸭 200 克。

调料：姜片、陈皮、盐各适量。

做法：

1. 将薏米淘洗干净；陈皮洗净；老鸭宰洗干净，去内脏、尾部，切块备用。

2. 瓦煲置火上，将薏米、老鸭、姜片、陈皮放入瓦煲内，加入清水 2500 克，大火煲沸后，改小火煲约 2 小时，调入盐即可。

营养分析

总热量	蛋白质	脂肪	糖类
661 千卡	37 克	41 克	36 克

燕麦 使餐后血糖保持稳定

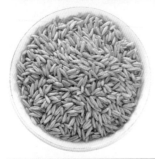

食物血糖生成指数	
55 中（麸）	
热 量	377 千卡
推荐用量	每日 40 克为宜

最佳食用时间

燕麦早上食用，不仅能稳定地提供热量，更能使一整天都精力充沛。

为什么适宜吃

控糖原理
延缓对糖类的吸收

燕麦中的水溶性膳食纤维能**延缓小肠对糖类与脂肪的吸收**，促进胃排空，**使餐后血糖保持稳定**。

对并发症的好处
预防动脉粥样硬化、高血压、冠心病

燕麦含有的不饱和脂肪酸可以**降低血液中胆固醇与甘油三酯的含量，预防动脉粥样硬化、高血压、冠心病**；此外，还具有**润肠通便**的功效。

控糖烹饪红绿灯

❌ 速溶麦片中添加了奶精、糖等成分，已不是健康食品，糖尿病患者不宜食用。

搭配红绿灯

 +   具有预防胆结石的功效。

燕麦　　黄瓜

 +   加强控糖功效。

燕麦　　南瓜

人群须知

1. 推荐人群：老年人；脂肪肝患者；糖尿病、高血压、血脂异常、动脉硬化患者；体虚自汗、多汗、盗汗者。
2. 慎食人群：消化功能不好的人。

营养师支招

燕麦一次食用不宜过多，否则易造成胃痉挛。

燕麦最好选择没有加工过的，这样能最大限度地保留其营养成分。

凉拌燕麦面

材料：燕麦粉 60 克，黄瓜 100 克。

调料：盐 2 克，香菜碎、蒜末各适量，香油 4 克。

做法：

1. 燕麦粉加适量水和成光滑的面团，醒 20 分钟后擀成薄面片，将面片切成细丝后蘸干燕麦粉抓匀、抖开即成手擀面。

2. 将燕麦手擀面煮熟，捞出过凉；黄瓜洗净，切成丝。

3. 将黄瓜丝放在煮好的燕麦面上，加入盐、香菜碎、蒜末、香油调味即可。

营养分析

总热量	蛋白质	脂肪	糖类
278 千卡	10 克	4 克	43 克

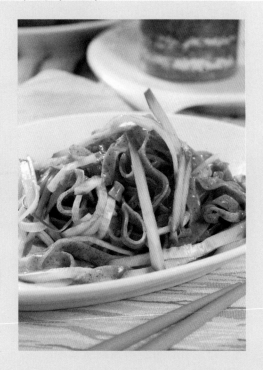

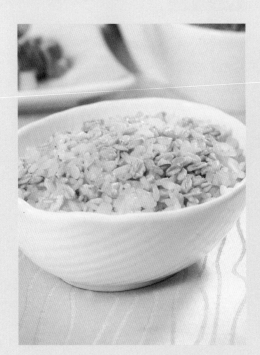

燕麦米饭

材料：大米 100 克，燕麦 50 克。

做法：

1. 将燕麦淘洗干净，浸泡一夜；大米淘洗干净。

2. 将燕麦和大米放入电饭锅中，加入适量清水，按下煮饭键，待米饭熟再焖 10 分钟即可。

营养分析

总热量	蛋白质	脂肪	糖类
536 千卡	15 克	4 克	111 克

Part 2 日常饮食推荐

荞麦 调节胰岛素活性

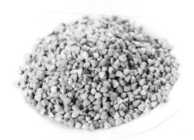

食物血糖生成指数	
54 低	
热 量	337 千卡
推荐用量	每日 40 克为宜

最佳食用时间

荞麦夏季食用最佳，此时食用荞麦既能清热健脾，又能消食化滞。

为什么适宜吃

控糖原理
增强胰岛素的活性

荞麦中的铬能**增强胰岛素的活性，是重要的血糖调节剂**。此外，荞麦中含有的芦丁能**促进胰岛素分泌，调节胰岛素活性，具有平稳血糖的作用**。

对并发症的好处
增强血管壁的弹性

荞麦中含有丰富的芦丁，可以**增强血管壁的弹性，具有保护血管的作用**。此外，荞麦还能**抑制体内脂肪的蓄积，具有减肥瘦身的功效**。

控糖烹饪红绿灯

✅ 荞麦的米质较硬，直接烹煮不易做熟，烹调前宜先用清水浸泡数小时，更有利于糖尿病患者充分吸收其营养物质。

搭配红绿灯

 +   保护血管，平稳血糖。

荞麦　绿豆芽

人群须知

1. 推荐人群：中老年人；便秘者。
2. 慎食人群：脾胃虚寒、消化功能差者；经常腹泻的人。

营养师支招

荞麦一次食用不宜过多，否则易造成消化不良。

荞麦蒸饺 2人份

材料：荞麦面 250 克，鸡蛋 1 个，韭菜 100 克，虾仁 30 克。

调料：姜末、盐各适量，香油 6 克。

做法：

1. 鸡蛋打散，加盐，煎成蛋饼，切碎；韭菜洗净，切末；虾仁洗净。

2. 将鸡蛋、虾仁、韭菜、姜末放入盆中，加盐、香油拌匀，调成馅料。

3. 荞麦面放入盆内，用温水和成软硬适中的面团，擀成饺子皮，包入馅料，收边捏紧，呈饺子形，码入笼屉。

4. 锅中加水煮沸，放入笼屉，大火蒸20 分钟即可。

营养分析

总热量	蛋白质	脂肪	糖类
1071 千卡	47 克	12 克	189 克

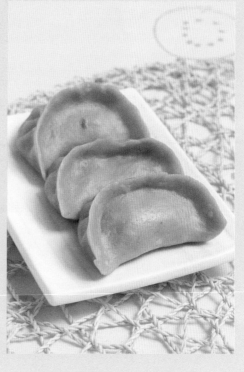

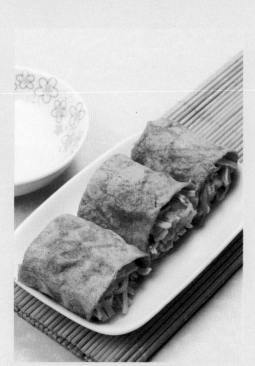

荞麦面煎饼 2人份

材料：荞麦面 150 克，鸡蛋 1 个，绿豆芽 100 克，肉丝、青柿子椒各 50 克。

调料：植物油 8 克，盐、酱油各适量。

做法：

1. 荞麦面中加入打散的鸡蛋、少许盐，先和成硬面团，再分次加水，搅拌成糊状；青柿子椒洗净，去蒂，切丝。

2. 将平底锅烧热，涂上油，倒入适量面糊，提起锅来旋转，使面糊均匀地铺满锅底，待熟后即可出锅。

3. 将肉丝、青柿子椒丝和绿豆芽加盐、酱油炒熟，卷入煎饼即可。

营养分析

总热量	蛋白质	脂肪	糖类
768 千卡	35 克	12 克	117 克

黄豆 平稳血糖、改善糖耐量

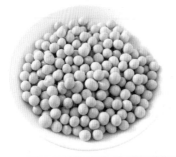

食物血糖生成指数	
18 低	
热　量	359 千卡
推荐用量	每日 40 克为宜

最佳食用时间

黄豆早、晚食用最佳，可在早晨饮用豆浆，晚上用豆渣蒸窝头。

为什么适宜吃

控糖原理
平稳血糖、改善糖耐量

黄豆中的大豆异黄酮具有**平稳血糖、改善糖耐量的作用**。

对并发症的好处
减少体内胆固醇的沉积

黄豆中的植物固醇**有降低胆固醇的作用**，它在肠道内可与胆固醇竞争，**减少胆固醇的吸收**。此外，其所含膳食纤维能**减少体内胆固醇的沉积**。

控糖烹饪红绿灯

✔ 黄豆有豆腥味，在炒黄豆时，滴几滴料酒，再放入少许盐，这样可减少豆腥味。

搭配红绿灯

 +   有助于补充铁元素。

黄豆　枸杞子

 + 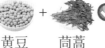 缓解更年期综合征，且有利于预防糖尿病并发血脂异常。

黄豆　茼蒿

人群须知

1. 推荐人群：更年期妇女；糖尿病和心血管病患者；脑力工作者；肥胖症患者。
2. 慎食人群：胃寒、易腹泻者；肝、肾病患者；痛风患者；消化性溃疡患者。

营养师支招

黄豆中含有胰蛋白酶抑制剂，生食易发生胀肚、呕吐、发热等中毒症状。

芥蓝炒黄豆 2人份

材料：芥蓝 200 克，黄豆 50 克。

调料：植物油、葱花、蒜片、醋各 5 克，盐 2 克。

做法：

1. 将黄豆洗净，浸泡一夜，煮熟；芥蓝洗净，入沸水中焯一下，捞出切成小段。

2. 锅置火上，加入植物油烧至六成热，放入葱花、蒜片爆香，再将芥蓝、黄豆放入锅中炒熟，最后加入盐、醋调味即可。

营养分析

总热量	蛋白质	脂肪	糖类
284 千卡	23 克	9 克	22 克

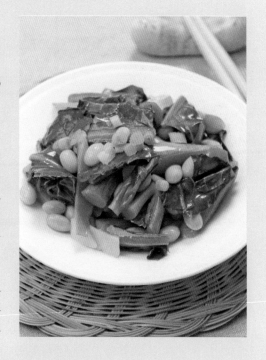

枸杞黄豆浆 2人份

材料：黄豆 60 克，枸杞子 10 克。

做法：

1. 黄豆提前浸泡 8 小时；枸杞子洗净。

2. 将浸泡好的黄豆、枸杞子放进豆浆机，加入适量水，按下"湿豆"键，待煮熟后即可饮用。

营养分析

总热量	蛋白质	脂肪	糖类
260 千卡	22 克	10 克	25 克

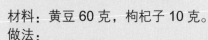

黑豆 增强胰腺功能，促进胰岛素分泌

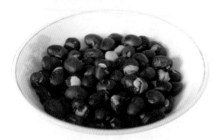

热　　量	401 千卡
推荐用量	每日 30 克为宜

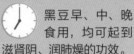

最佳食用时间

黑豆早、中、晚食用，均可起到滋肾阴、润肺燥的功效。

为什么适宜吃

控糖原理
提高对胰岛素的敏感性

黑豆含有丰富的铬，铬能**帮助糖尿病患者提高对胰岛素的敏感性，有助于糖尿病的治疗**。

对并发症的好处
减少体内胆固醇，预防高血压

黑豆中含有丰富的钾，钾具有**维持体内渗透压和酸碱平衡**的作用，能**有效预防高血压**。其含有的膳食纤维有助于减少体内胆固醇。

控糖烹饪红绿灯

⊘ 黑豆皮中含有的花青素是很好的抗氧化剂，能清除人体内的自由基，可增加人体内部的胰岛素含量，因此食用不宜去皮。

搭配红绿灯

黑豆　＋　山药　✅　具有良好的补肾效果。

黑豆　＋　橙子　✅　有助于矿物质的吸收。

人群须知

1. 推荐人群：脾虚水肿、脚气水肿者；体虚者；老年肾虚耳聋。
2. 慎食人群：痛风患者；肾病患者。

营养师支招

黑豆不适宜生吃，以免引起腹胀、呕吐等不良反应。

凉拌黑豆 2人份

材料： 黑豆80克，芹菜50克，红柿子椒30克。

调料： 盐3克，香油2克，大料、干辣椒、花椒、肉桂、陈皮各适量。

做法：

1. 黑豆洗净，用清水浸泡8小时；芹菜洗净，切成丁，放入沸水中焯一下；红柿子椒去蒂洗净，切成丁。
2. 锅内放水，加入盐、大料、干辣椒、花椒、肉桂、陈皮煮开，然后放入黑豆，中火焖煮至熟，捞出，凉凉。
3. 将芹菜丁、红柿子椒丁和黑豆拌匀，加盐、香油拌匀即可。

营养分析

总热量	蛋白质	脂肪	糖类
355千卡	30克	13克	31克

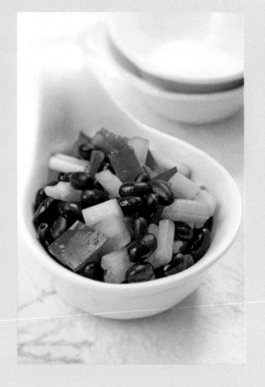

Part 2 日常饮食推荐

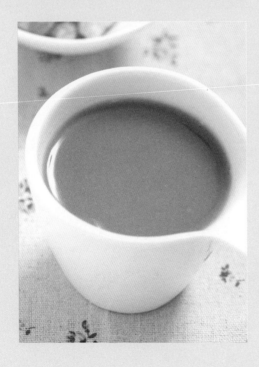

山药芝麻黑豆浆 3人份

材料： 黑豆70克，山药50克，熟黑芝麻5克。

做法：

1. 黑豆洗净，浸泡4小时；山药去皮，洗净，切小块。
2. 将全部材料倒入全自动豆浆机中，加水至上下水位线之间，按"豆浆"键，煮至豆浆机提示豆浆做好过滤即可。

营养分析

总热量	蛋白质	脂肪	糖类
337千卡	27克	14克	31克

红豆 延缓餐后血糖上升速度

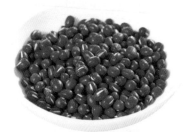

热　　量	324 千卡
推荐用量	每日 40 克为宜

 最佳食用时间

红豆早、中、晚均可食用。

为什么适宜吃

控糖原理
延缓餐后葡萄糖的吸收

红豆含糖量少，**是糖尿病患者理想的食品**。其所含的可溶性膳食纤维可**延缓餐后血糖上升速度**。

对并发症的好处
减少体内胆固醇的沉积

红豆有助于控制血压和胆固醇水平，能够**预防高血压和血脂异常**。其富含的皂苷**具有利尿消肿的作用**，适合心源性水肿患者。

控糖烹饪红绿灯

✅ 在煮粥时放些红豆，可以延缓血糖的升高速度，大米与红豆的比例为2∶1。

搭配红绿灯

 红豆 ＋ 山楂 具有降脂减肥、健脾祛湿的功效。

人群须知

1. 推荐人群：哺乳期妇女；水肿者。
2. 慎食人群：阴虚而无湿热者；小便清长者；尿频者。

营养师支招

中药中有一味红豆，也叫相思子，与红豆外形相似，误食会引起中毒，因此在食用时切不可混淆。

红豆绿豆山楂汤 3人份

材料：红豆、绿豆各 100 克，山楂 50
　　　克，红枣 10 克。

做法：

1. 将红豆、绿豆洗净，用冷水泡 4 小
   时，捞出备用；红枣和山楂洗净，
   去核。
2. 将所有材料一起放入锅中，加入适
   量冷水，大火烧开，然后小火煮至
   豆熟烂即可。

营养分析

总热量	蛋白质	脂肪	糖类
732 千卡	42 克	2 克	150 克

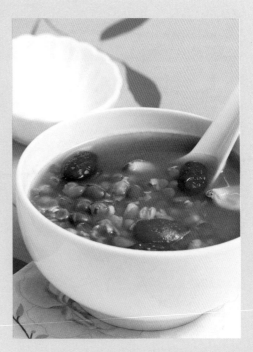

莲藕紫菜红豆汤 2人份

材料：莲藕 150 克，红豆 30 克，紫菜
　　　10 克。

调料：盐 2 克。

做法：

1. 莲藕去皮，用清水洗净，切成块备
   用；紫菜洗去泥沙；红豆洗净，浸
   泡 4 小时。
2. 将红豆、莲藕放入砂锅内，加入适
   量清水大火煮开，小火炖煮 1.5 小
   时，加紫菜煮熟即可。

营养分析

总热量	蛋白质	脂肪	糖类
232 千卡	12 克	1 克	48 克

绿豆 辅助治疗肥胖和糖尿病

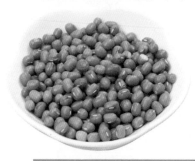

食物血糖生成指数	
	27.2 低
热 量	329 千卡
推荐用量	每日 40 克为宜

最佳食用时间

绿豆具有清暑益气、止渴利尿的功效，因此最适宜夏天食用。

为什么适宜吃

控糖原理
延缓血糖上升

绿豆对**糖尿病患者的空腹血糖、餐后血糖的降低都有一定作用，对肥胖和糖尿病患者有辅助治疗的作用。**

对并发症的好处
对治疗糖尿病合并肾病有一定的作用

绿豆有**止渴控糖、消水肿、利小便**的作用，对治疗糖尿病合并肾病有一定的作用。此外，绿豆还**含有降压成分，对防治糖尿病并发高血压有一定的帮助。**

控糖烹饪红绿灯

❌ 绿豆煮得过烂，会使有机酸和维生素遭到破坏，降低对糖尿病患者的功效。

搭配红绿灯

 + 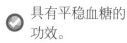 具有平稳血糖的功效。

绿豆 南瓜

 + 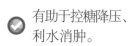 有助于控糖降压、利水消肿。

绿豆 芹菜

人群须知

1. 推荐人群：热性体质者；易患疮毒的人；在有毒环境下工作的人。
2. 慎食人群：脾胃虚寒者；泄泻者；正在吃中药的人。

营养师支招

将绿豆洗净，放入保温瓶中，倒入开水浸泡 3～4 小时，再下锅煮，就很容易在较短的时间内将绿豆煮烂。

绿豆芹菜汤 2人份

材料：绿豆、芹菜各50克。

调料：盐、香油各2克。

做法：

1. 绿豆洗净，用清水浸泡6小时；芹菜择洗干净，切段。
2. 将绿豆和芹菜段放入搅拌机中搅成泥。
3. 锅置火上，加适量清水煮沸，倒入绿豆芹菜泥搅匀，煮沸后用盐调味，淋入香油即可。

营养分析

总热量	蛋白质	脂肪	糖类
173千卡	11克	1克	33克

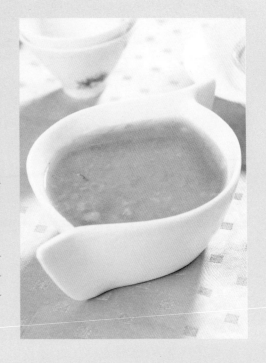

Part 2 日常饮食推荐

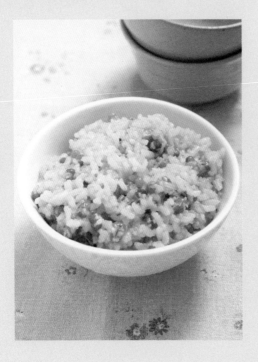

玉米绿豆饭 2人份

材料：绿豆、玉米糁、大米各30克。

做法：

1. 绿豆、玉米糁、大米分别淘洗干净；大米浸泡20分钟；玉米糁浸泡4小时；绿豆浸泡一晚，用蒸锅蒸熟，待用。
2. 用电饭锅做米饭，可先将浸泡好的玉米糁入锅煮开约15分钟后，加入大米、绿豆做成米饭。如用高压锅可一同下锅，做成米饭即可。

营养分析

总热量	蛋白质	脂肪	糖类
236千卡	10克	1克	49克

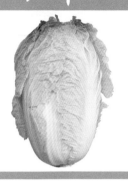

白菜 提高胰岛素的敏感性

| 热 量 | 18 千卡 |
| 推荐用量 | 每日 100 克为宜 |

最佳食用时间

白菜早、中、晚均适宜食用。

为什么适宜吃

控糖原理
提高胰岛素的敏感性

白菜含有丰富的膳食纤维，不仅**能够促进胃肠蠕动，还可提高胰岛素受体的敏感性，控制餐后血糖的上升速度。**

对并发症的好处
减轻心脏负担

白菜中的膳食纤维不但有促进排毒的作用，还能**刺激肠胃蠕动，防治便秘，**而且白菜中含钠量很少，**不会使机体潴留多余水分，可以减轻心脏负担。**

控糖烹饪红绿灯

切白菜时宜顺其纹理切，这样切不但易熟，口感好，而且维生素流失少，有利于糖尿病患者控制病情。

搭配红绿灯

 +   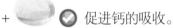 促进钙的吸收。

白菜　　豆腐

 +   提高机体免疫力。

白菜　　虾

人群须知

1. 推荐人群：肺热咳嗽者；便秘的人；肾病患者。
2. 慎食人群：胃寒腹痛者；大便溏泻者；寒痢者。

营养师支招

不要经常吃隔夜的熟白菜，否则会产生亚硝酸盐，在人体内会转化为致癌物质亚硝胺。

豆腐干炒白菜

材料：白菜 150 克，豆腐干 50 克，水发木耳 20 克。

调料：葱花、蒜末各适量，盐 2 克，植物油 5 克。

做法：

1. 白菜择洗干净，切片；豆腐干洗净，切丁；木耳择洗干净，撕成小朵。
2. 锅置火上，倒入植物油烧至七成热，加葱花炒香，放入豆腐干丁和木耳翻炒均匀。
3. 倒入白菜片烧熟，用蒜末、盐调味即可。

营养分析

总热量	蛋白质	脂肪	糖类
201 千卡	13 克	4 克	20 克

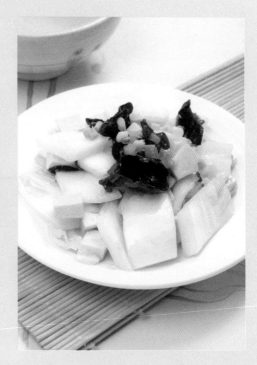

白菜炖豆腐

材料：白菜 200 克，北豆腐 100 克。

调料：植物油、葱花各 5 克，盐 2 克，醋 10 克。

做法：

1. 将北豆腐冲洗干净，切成小块；白菜洗净，切成片状。
2. 锅置火上，倒入植物油烧至六成热，放入葱花爆香，加入豆腐块翻炒片刻，再放入白菜片，翻炒均匀，加入适量水，小火炖 15 分钟，最后加入盐、醋调味即可。

营养分析

总热量	蛋白质	脂肪	糖类
163 千卡	11 克	4 克	11 克

Part 2 日常饮食推荐

生菜 控血糖，减缓餐后血糖升高

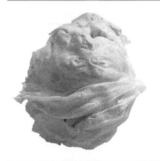

热　　量	15 千卡
推荐用量	每日 100 克为宜

 最佳食用时间

生菜早、中、晚均适宜食用。

为什么适宜吃

控糖原理
减缓餐后血糖升高

　　生菜富含钾、钙、铁等矿物质，可**控血糖、减缓餐后血糖升高**。其所含的膳食纤维不仅能够**促进胃肠蠕动**，还**有助于减少胰岛素的用量**。

对并发症的好处
有助于肥胖型糖尿病患者减轻体重

　　生菜所含的膳食纤维和维生素 C，有**消除多余脂肪的作用，有助于肥胖型糖尿病患者减轻体重**。此外，生菜中所含的莴苣素**具有降低胆固醇的功效**。

控糖烹饪红绿灯

- ⊘ 生菜的农药残留较高，烹调或生吃前宜用清水冲洗干净。
- ⊘ 生菜用手撕成大片，吃起来会比刀切的口感更佳，且大片的生菜不会快速升高血糖。

搭配红绿灯

生菜	+	豆腐 ✓	具有美白肌肤、降脂减肥的功效。
生菜	+	大蒜 ✓	有助于糖尿病患者控制病情。

人群须知

1. 推荐人群：便秘患者；糖尿病、高血压、血脂异常患者；肥胖者。
2. 慎食人群：胃寒、尿频的人。

营养师支招

　　生菜生食或简单焯水拌食，可最大限度吸收其营养成分。

凉拌生菜

材料：圆生菜 200 克。

调料：葱花 5 克，盐、香油各 2 克。

做法：

1. 将生菜洗净，沥干水分。

2. 将洗好的生菜放入大碗中，再加入盐、葱花、香油拌匀即可。

营养分析

总热量	蛋白质	脂肪	糖类
48 千卡	3 克	1 克	4 克

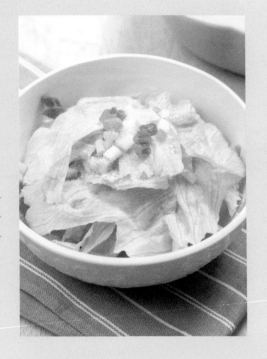

Part 2 日常饮食推荐

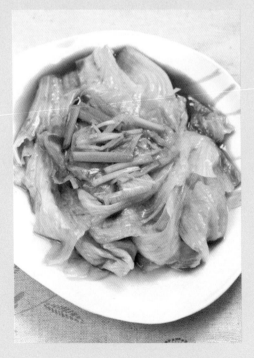

白灼生菜

材料：圆生菜 200 克。

调料：植物油 3 克，葱丝、姜丝、蒜蓉、生抽、料酒各 5 克，醋 10 克，盐 2 克。

做法：

1. 圆生菜将叶子一片片剥下，洗净，放入加入盐的沸水中焯一下。

2. 将焯好的生菜放入盘中，然后把葱丝、姜丝摆在圆生菜上。

3. 锅置火上，倒入植物油烧至六成热，加入生抽、蒜蓉、料酒、醋烧开，浇到圆生菜上即可。

营养分析

总热量	蛋白质	脂肪	糖类
57 千卡	3 克	1 克	4 克

菠菜 刺激胰腺分泌，使血糖保持稳定

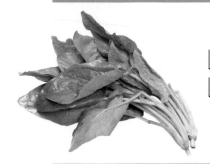

热　量	28 千卡
推荐用量	每日 80~100 克为宜

最佳食用时间

菠菜早、中、晚均适宜食用。

为什么适宜吃

控糖原理

刺激胰腺分泌，使血糖保持稳定

菠菜中含菠菜皂苷，能**刺激胰腺分泌，使血糖保持稳定**；其所含的膳食纤维可以减缓糖分和脂类物质的吸收，减轻胰腺的负担。

对并发症的好处

对糖尿病视网膜病变有辅助疗效

菠菜中的类胡萝卜素可以**减轻紫外线对视网膜造成的损害，对糖尿病视网膜病变有辅助疗效**。此外，菠菜中的膳食纤维可**防治糖尿病并发便秘**。

控糖烹饪红绿灯

🔵 菠菜食用前宜用沸水将其焯透，以减少菠菜中草酸的含量，避免影响钙的吸收，从而使胰岛素能正常分泌。

搭配红绿灯

菠菜	+	鸡蛋	✅ 帮助预防脑卒中。
菠菜	+	海带	✅ 低热量，且含有丰富的膳食纤维，有助于平稳血糖。

人群须知

1. 推荐人群：高血压患者和糖尿病患者；痔疮便血者；贫血及坏血病患者；夜盲症患者。
2. 慎食人群：肺结核患者；肾炎和肾结石患者。

营养师支招

菠菜性较寒凉，煮熟后，性变得较为平和，肠胃虚弱的人亦可食用。

菠菜炒鸡蛋 2人份

材料： 菠菜 200 克，鸡蛋 1 个。

调料： 姜片、蒜片、植物油各 5 克，
盐、生抽各 2 克。

做法：

1. 菠菜洗净，焯水，沥干水分，切小段；
将鸡蛋打散，加少许盐和生油拌匀。
2. 锅置火上，加入清水，待水沸后倒
入鸡蛋液，将鸡蛋煮熟。
3. 另起锅，加入植物油烧至六成热，
将姜片和蒜片爆香，放入菠菜段炒
软，加入盐调味，最后放入炒好的
鸡蛋翻炒均匀即可。

营养分析

总热量	蛋白质	脂肪	糖类
187 千卡	13 克	6 克	11 克

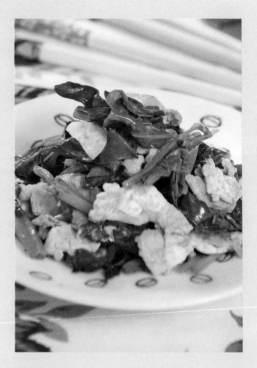

Part **2** 日常饮食推荐

姜汁菠菜塔 2人份

材料： 菠菜 250 克，熟白芝麻 10 克。

调料： 姜泥 5 克，醋 10 克，盐 2 克。

做法：

1. 将菠菜洗净，在沸水中焯烫一下，
切段，捞出沥干。
2. 将菠菜段放入大碗中，放入姜泥、
盐、醋拌匀，装入一个直筒的杯子，
然后倒扣入盘中，再用姜泥和白芝
麻装饰即可。

营养分析

总热量	蛋白质	脂肪	糖类
126 千卡	8 克	5 克	14 克

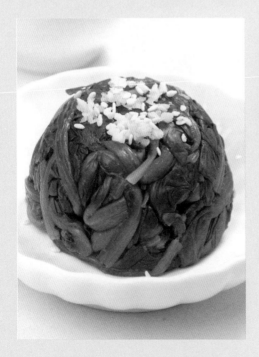

油菜 有助于血糖的稳定

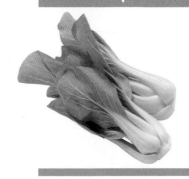

| 热 量 | 25 千卡 |
| 推荐用量 | 每日 80~100 克为宜 |

最佳食用时间

 油菜早、中、晚均适宜食用。

为什么适宜吃

控糖原理
提高组织对胰岛素的敏感性

油菜中含有丰富的维生素 C，能够**提高组织对胰岛素的敏感性，有助于血糖的稳定**。

对并发症的好处
减少脂类的吸收

油菜中的维生素 C 有抑制醛糖还原酶的作用，可以**延缓或改善糖尿病心、脑、肾血管病变及周围神经病变的发生**。其所含的膳食纤维还可**减少脂类的吸收**。

控糖烹饪红绿灯

✔ 食用油菜时能不切就不切，这样有利于血糖的控制。

搭配红绿灯

油菜 + 香菇	✔	能为糖尿病患者补充蛋白质和维生素。
油菜 + 鸡肉	✔	荤素搭配，营养更合理，可健脾补虚。

人群须知

1. 推荐人群：血脂异常和糖尿病患者；口腔溃疡患者；牙龈出血、牙齿松动者；癌症患者。
2. 慎食人群：眼疾患者；有狐臭的人。

营养师支招

不要经常吃隔夜的剩油菜，以免摄入亚硝酸盐，诱发癌症。

香菇油菜

材料：油菜 250 克，鲜香菇 50 克。

调料：葱末、姜片各 5 克，植物油 10 克，盐 2 克。

做法：

1. 将油菜洗净，沥干水分，切成段；鲜香菇洗净，去蒂，一切为二；将油菜和香菇分别放入沸水中焯烫一下。
2. 锅置火上，倒入植物油烧至六成热，放入葱末、姜片爆香，放入香菇炒香，再加入油菜、盐翻炒均匀即可。

营养分析

总热量	蛋白质	脂肪	糖类
166 千卡	6 克	1 克	12 克

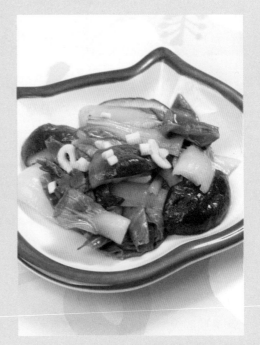

Part 2 日常饮食推荐

小油菜炒肉片 2人份

材料：小油菜 200 克，猪瘦肉 100 克。

调料：蒜片、生抽各 5 克，植物油 10 克，盐 2 克。

做法：

1. 将小油菜切去蒂，清洗干净；猪瘦肉冲洗一下，切成片，放入冷水锅中加热煮熟。
2. 锅置火上，倒入植物油烧至六成热，放入蒜片爆香，放入肉片，倒入生抽，翻炒片刻，放入小油菜继续翻炒，最后加入盐调味即可。

营养分析

总热量	蛋白质	脂肪	糖类
283 千卡	24 克	7 克	9 克

空心菜 改善 2 型糖尿病的症状

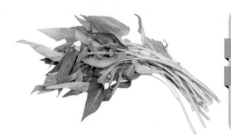

热 量	23 千卡
推荐用量	每日 100 克为宜

最佳食用时间

空心菜具有防暑解热、凉血排毒的功效，适宜夏季食用。

为什么适宜吃

控糖原理

刺激胰腺分泌，使血糖保持稳定

空心菜中含有丰富的膳食纤维，可降低胰岛素需要量，控制餐后血糖；含有的植物胰岛素能够**辅助调控血糖，改善 2 型糖尿病的症状**。

对并发症的好处

降低胆固醇、甘油三酯

空心菜所含的烟酸、维生素 C 等营养成分，能**降低胆固醇、甘油三酯，具有降脂减肥的功效**。其所含的膳食纤维**可促进肠胃蠕动，预防便秘**。

控糖烹饪红绿灯

空心菜宜大火快炒，这样可避免营养成分的流失，有利于改善糖尿病患者的病情。

搭配红绿灯

空心菜 + 大蒜 ✓	空心菜和大蒜所含的膳食纤维及硒等营养素，能辅助调控血糖。
空心菜 + 柿子椒 ✓	具有降压、解毒、消肿的作用。

人群须知

1. 推荐人群：大便干结者；肥胖的中老年人。
2. 慎食人群：体质虚弱者；大便溏泄者。

营养师支招

空心菜捣成汁后可解食物中毒，外用可起到消肿、去毒火的作用。

蒜香空心菜 2人份

材料：空心菜 250 克。

调料：葱末、蒜末各 8 克，盐 2 克，植物油 10 克。

做法：

1. 将空心菜，择去根、茎和老叶，洗净，放入沸水焯一下，沥干水分。
2. 锅置火上，倒入植物油烧至六成热，下入葱末爆香，放入空心菜大火翻炒，放盐、蒜末，翻炒均匀即可。

营养分析

总热量	蛋白质	脂肪	糖类
148 千卡	6 克	1 克	9 克

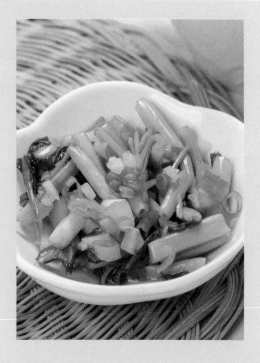

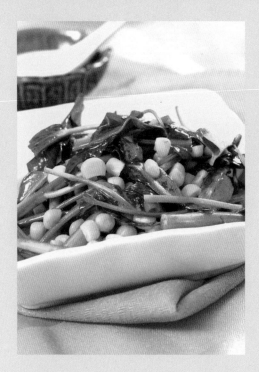

玉米粒炒空心菜 2人份

材料：空心菜 300 克，玉米粒 150 克，榨菜 15 克。

调料：盐、花椒、鲜汤各适量，植物油 10 克。

做法：

1. 将玉米粒洗净，放入沸水锅中煮至八成熟；空心菜洗净，切段，下沸水锅中焯水备用。
2. 锅置火上，放入植物油，下花椒、榨菜炒香。
3. 倒入玉米粒、空心菜段，注入鲜汤，加盐调匀，起锅即可。

营养分析

总热量	蛋白质	脂肪	糖类
327 千卡	13 克	3 克	45 克

圆白菜 具有调节血糖和血脂的功效

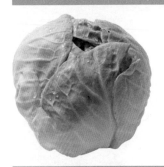

热　　量	24 千卡
推荐用量	每日 100 克为宜

最佳食用时间

圆白菜四季皆宜，最适宜秋天食用，此时的圆白菜抑制癌细胞的成分最多。

为什么适宜吃

控糖原理
有助于血糖的稳定

圆白菜含有丰富的维生素 C，**有助于血糖的稳定**。此外，其所含的铬**具有调节血糖和血脂的功效**。

对并发症的好处
有效预防心脏病

圆白菜含有丰富的叶酸，它能**增加血管弹性、促进血液循环，有效预防心脏病**。其所含的维生素 C 还可以延缓或改善糖尿病心、脑、肾血管病变的发生。

控糖烹饪红绿灯

用刀切圆白菜很容易把细胞切碎，营养和水分也会流失一部分，最好采用手撕的方法，可保留较多的营养，更有益于糖尿病患者控制血糖。

搭配红绿灯

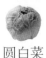 +   　营养更均衡全面。

圆白菜　　鸡肉

 + 　含有丰富的维生素 C，更有助于稳定血糖。

圆白菜　　番茄

人群须知

1. 推荐人群：贫血患者；癌症患者；胃痛、胃溃疡患者；动脉硬化患者；肥胖患者。
2. 慎食人群：皮肤瘙痒者；眼部充血者；胃虚寒、泄泻者。

营养师支招

圆白菜贮存时间不宜过长，否则会造成维生素 C 的大量流失。

炝炒圆白菜

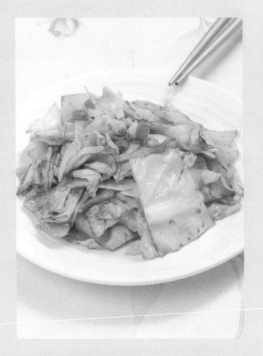

材料：圆白菜 250 克。

调料：葱花、蒜片、植物油、酱油各
5 克，醋 10 克，盐 2 克。

做法：

1. 将圆白菜洗净，沥干水分，撕成片。
2. 锅置火上，倒入植物油烧至六成热，
   下葱花、蒜片爆香，放入圆白菜，
   翻炒至熟，加盐，最后烹入酱油、
   醋即可出锅。

营养分析

总热量	蛋白质	脂肪	糖类
105 千卡	4 克	1 克	12 克

圆白菜番茄汤 2人份

材料：圆白菜 150 克，胡萝卜、番茄
各 100 克。

调料：葱花、姜末各 5 克，盐 3 克，花
椒 2 克。

做法：

1. 将圆白菜洗净，沥干，撕成片；胡
   萝卜洗净，斜刀切成厚片，再切成
   小块；番茄洗净，切块。
2. 锅置火上，倒油烧热，加入花椒炸
   出香味，然后将花椒捞出；再放入
   胡萝卜块、番茄块和圆白菜片翻炒
   几下，加适量盐和姜末炒匀。
3. 再倒入适量水煮开，撒葱花即可。

营养分析

总热量	蛋白质	脂肪	糖类
102 千卡	5 克	1 克	21 克

Part **2** 日常饮食推荐

芹菜 减少胰岛素的用量

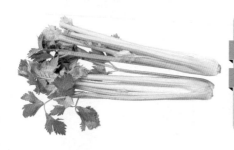

热　　量	17 千卡
推荐用量	每日 50 克为宜

最佳食用时间

春夏 芹菜适宜春夏食用，对护肝养心有益。

为什么适宜吃

控糖原理
改善糖代谢

芹菜中含有丰富的膳食纤维，能够**改善糖代谢，使血糖逐渐下降**，从而**减少胰岛素的用量**。其所含的芹菜碱、甘露醇等活性成分，**经常食用也可调控血糖**。

对并发症的好处
降低血压

芹菜中的芹菜素**有明显的降压作用**，此外还有降低总胆固醇、甘油三酯的作用，**对血脂异常、动脉粥样硬化、冠心病有辅助疗效**。

控糖烹饪红绿灯

❌ 芹菜烹饪时间过长，会造成维生素C的流失，还会失去其脆嫩的口感。

搭配红绿灯

 +   有助于减轻动脉粥样硬化的症状。
芹菜　　腐竹

 +   具有健胃消食、降血压的作用。
芹菜　　番茄

人群须知

1. 推荐人群：糖尿病、高血压患者；癌症患者；贫血患者；肝火过旺者。
2. 慎食人群：脾胃虚寒、肠滑不固者；血压偏低者。

营养师支招

芹菜叶中所含的胡萝卜素和维生素C比茎多，因此不要把能吃的嫩叶扔掉。

红椒炒芹菜 2人份

材料：芹菜 200 克，红柿子椒 50 克。

调料：葱花适量，盐 2 克，植物油 5 克。

做法：

1. 芹菜择洗干净，切段，入沸水中焯透，捞出；红柿子椒洗净，去蒂除子，切丝。
2. 锅置火上，倒入适量植物油，待油温烧至七成热，加葱花炒出香味。
3. 放入芹菜段和红柿子椒丝翻炒 2 分钟，用盐调味即可。

营养分析

总热量	蛋白质	脂肪	糖类
93 千卡	2 克	1 克	11 克

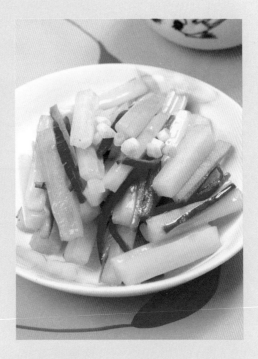

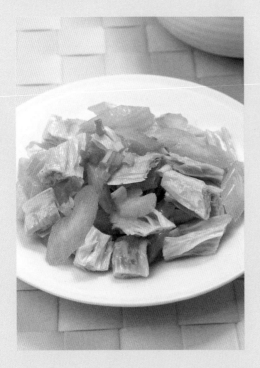

腐竹拌芹菜

材料：芹菜 150 克，干腐竹 20 克。

调料：葱花适量，盐 2 克，植物油 3 克。

做法：

1. 腐竹泡发后洗净，切菱形块；芹菜择洗干净，切斜段，倒入沸水中焯熟，过凉；取盘，放入腐竹块、芹菜段、盐。
2. 锅倒入植物油烧至七成热，下葱花炒出香味，关火；将炒锅内的油连同葱花一同倒在腐竹块和芹菜段上，拌匀即可。

营养分析

总热量	蛋白质	脂肪	糖类
145 千卡	10 克	4 克	10 克

Part 2 日常饮食推荐

苋菜 预防糖尿病并发心脑血管病

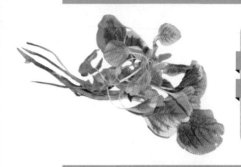

热　量	30 千卡
推荐用量	每日 80~100 克为宜

苋菜适宜春夏季食用，是补血养肝的佳蔬。

为什么适宜吃

控糖原理
改善糖耐量

苋菜含有的镁能够**改善糖耐量，从而减少胰岛素的用量**，对**维持血糖稳定**起着重要作用。

对并发症的好处
减少糖尿病并发症和降低死亡率

苋菜含丰富的钙元素，可**维持正常的心肌活动，防止肌肉痉挛**，还能预防**糖尿病引起的骨质疏松**。苋菜中含有的镁可**减少糖尿病并发症，降低死亡率**。

控糖烹饪红绿灯

- 苋菜食用前最好用开水焯烫，可以去除所含植酸以及菜上残留的农药，有利于促进钙的吸收，使胰岛素能正常分泌。

搭配红绿灯

苋菜	+	大蒜 ✓	味道更佳，有助于控糖减脂。
苋菜	+	大米 ✓	营养更均衡，有利于控制血糖。

人群须知

1. 推荐人群：食欲不振者；血脂异常患者；大便干结和小便赤涩者。
2. 慎食人群：阴盛阳虚体质者；脾虚便溏或慢性腹泻者。

营养师支招

过敏性体质的人食用苋菜后经日光照射有可能患植物日光性皮炎，需多加注意。

蒜香苋菜

材料：苋菜 100 克，蒜末 15 克。

调料：葱花、盐各适量，植物油 3 克。

做法：

1. 苋菜择洗干净。
2. 炒锅置火上，倒入适量植物油，待油烧至七成热，加葱花炒香，放入苋菜翻炒至熟，用盐、蒜末调味即可。

营养分析

总热量	蛋白质	脂肪	糖类
70 千卡	3 克	1 克	8 克

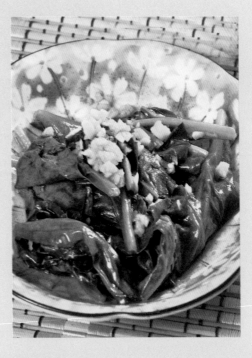

Part **2** 日常饮食推荐

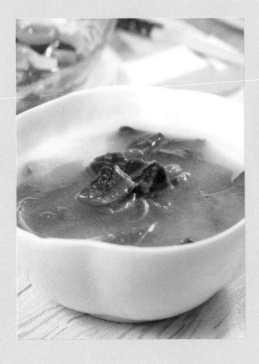

皮蛋苋菜汤

材料：苋菜 80 克，皮蛋 1 个（约 50 克）。

调料：葱花、盐各适量，植物油 3 克。

做法：

1. 苋菜择洗干净；皮蛋洗净，去皮，切丁。
2. 锅置火上，倒入植物油烧至七成热，加葱花炒香。
3. 注入适量清水烧沸，放入苋菜煮熟，倒入皮蛋丁搅匀，用盐调味即可。

营养分析

总热量	蛋白质	脂肪	糖类
137 千卡	9 克	6 克	6 克

荠菜　促进胰岛素的正常分泌

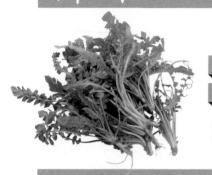

热　　量	27 千卡
推荐用量	每日 60 克为宜

最佳食用时间

 春天吃荠菜，清肝明目效果更佳。

为什么适宜吃

控糖原理
促进胰岛素的正常分泌

荠菜含有丰富的钙质，**具有刺激胰岛 β 细胞的作用，能够促进胰岛素的正常分泌，维持血糖的稳定，**同时还能避免骨质疏松。

对并发症的好处
有益于防治糖尿病并发眼病

荠菜含有丰富的维生素 C，**可降低血液中的胆固醇，使血管保持通畅。**其所含的胡萝卜素**有益于防治糖尿病并发眼病。**

控糖烹饪红绿灯

❌ 清炒荠菜不宜加蒜、姜、料酒来调味，以免破坏荠菜本身的清香味。

搭配红绿灯

 +   提高免疫力，营养更均衡。

荠菜　　瘦肉

 +   有清肝明目、补益脾胃的作用，可保护糖尿病患者的眼睛。

荠菜　　鸡蛋

人群须知

1. 推荐人群：糖尿病、高血压、冠心病患者；肥胖症患者；干眼病、夜盲症患者。
2. 慎食人群：体质虚寒者。

营养师支招

荠菜根部的药用价值最高，应与茎叶一起食用，不要丢弃。

苦瓜荠菜猪肉汤 2人份

材料：苦瓜 250 克，猪瘦肉 100 克，荠菜 50 克。

调料：料酒、盐各 5 克。

做法：

1. 将苦瓜洗净，剖开去瓜瓢，切成薄片备用；荠菜洗净后切小段备用；猪瘦肉洗净后切成薄片，用适量盐、料酒腌制拌匀。
2. 煮锅中加入适量清水，放入肉片煮沸，再加入苦瓜片、荠菜段同煮至熟，放入盐调味即可。

营养分析

总热量	蛋白质	脂肪	糖类
212 千卡	24 克	7 克	16 克

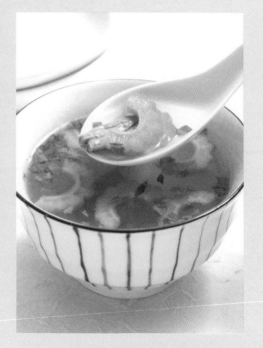

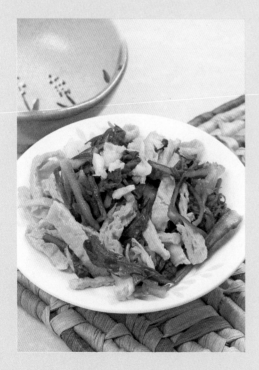

蛋皮拌荠菜 2人份

材料：荠菜 250 克，鸡蛋 1 个。

调料：蒜末、盐各适量，植物油 4 克。

做法：

1. 荠菜择洗干净，入沸水中焯 30 秒，捞出，凉凉，沥干水分，切段；鸡蛋磕入碗内，打散。
2. 煎锅置火上，倒入植物油烧至五成热，淋入蛋液煎成薄蛋皮，盛出，切丝。取盘，放入荠菜段和蛋皮丝，用蒜末、盐调味即可。

营养分析

总热量	蛋白质	脂肪	糖类
190 千卡	13 克	6 克	13 克

Part **2** 日常饮食推荐

75

豌豆苗 增强毛细血管弹性

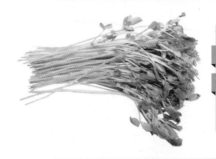

热　量	38 千卡
推荐用量	每日 50~100 克为宜

最佳食用时间

 豌豆苗适合春季食用，此时营养成分含量最高。

为什么适宜吃

控糖原理
维持胰岛素的正常功能

　　豌豆苗含铬元素较多，有利于糖和脂肪的代谢，**维持胰岛素的正常功能**。另外，其所含的维生素可增强毛细血管弹性，防止出血。

对并发症的好处
预防心血管疾病

　　豌豆苗所含的维生素和膳食纤维，可**预防心血管疾病**，促进肠胃蠕动，帮助消化，**防止便秘**。此外，还**对血压升高引起的头痛、头晕、心烦有一定的缓解作用**。

控糖烹饪红绿灯

❌ 豌豆苗烹饪时间过久，会造成维生素的流失，不利于充分发挥维生素稳定血糖的作用。

搭配红绿灯

豌豆苗	+	鸡蛋 ✓	营养更均衡，可以强体、益肝、补气。
豌豆苗	+	香菇 ✓	具有辅助降压控糖的功效。

人群须知

1. 推荐人群：有脚气病及下肢浮肿的人；动脉硬化患者；高血压、血脂异常和糖尿病患者。
2. 慎食人群：湿热体质者。

营养师支招

　　豌豆苗颜色嫩绿，具有豌豆的清香味，适合烹制汤菜。

豆腐丝拌豌豆苗

材料：豌豆苗 200 克，豆腐丝 50 克。

调料：蒜末 5 克，盐、香油各 2 克。

做法：

1. 将豆腐丝洗净，切段，放入沸水中焯透；豌豆苗择洗干净，放入沸水中焯熟。

2. 将豆腐丝和豌豆苗放入盘中，再加入盐、蒜末和香油拌匀即可。

营养分析

总热量	蛋白质	脂肪	糖类
170 千卡	16 克	6 克	12 克

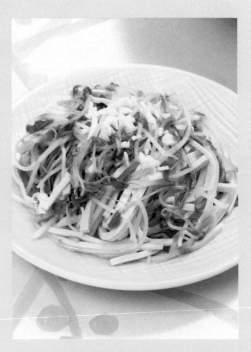

 Part 2 日常饮食推荐

豌豆苗蛋汤

材料：豌豆苗 100 克，鸡蛋 1 个。

调料：葱花适量，盐、香油各 3 克。

做法：

1. 豌豆苗择洗干净；鸡蛋洗净，磕入碗内，搅成蛋液。

2. 锅置火上，加适量清水烧沸，放入豌豆苗、葱花搅拌均匀。

3. 待锅内的汤汁再次沸腾，淋入蛋液搅成蛋花，用盐和香油调味即可。

营养分析

总热量	蛋白质	脂肪	糖类
151 千卡	12 克	6 克	6 克

莴笋 延缓葡萄糖的吸收

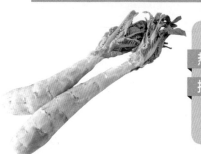

热 量	15 千卡
推荐用量	每日 60~100 克为宜

最佳食用时间

秋季常吃莴笋可以增强消化液的分泌。

为什么适宜吃

控糖原理
减少胰岛素的用量

莴笋中含有的烟酸是胰岛素的激活剂，能够**改善糖代谢，平稳血糖**。莴笋中所含的膳食纤维，能**延缓葡萄糖的吸收，减少胰岛素的用量**。

对并发症的好处
降低血压，减少糖尿病并发高血压

莴笋中钾的含量是钠的 27 倍，且含有丰富的维生素，**有利于促进排尿，对高血压和心脏病患者极为有益**。

控糖烹饪红绿灯

- ✅ 莴笋中钾含量远远超过钠含量，因此在烹饪莴笋时少放盐才能保持其优势，这样还有利于糖尿病并发高血压患者控制血压。
- ❌ 焯莴笋时间过长、温度过高会使莴笋绵软，失去清脆口感。

搭配红绿灯

莴笋	+	木耳	✅	促进人体对木耳中所含铁元素的吸收。
莴笋	+	蒜薹	✅	辅治糖尿病并发高血压。

人群须知

1. 推荐人群：高血压、心脏病患者；感冒咳嗽者；糖尿病患者。
2. 慎食人群：便溏者；体寒者。

营养师支招

莴笋叶的营养远远高于莴笋茎，因此莴笋叶不应丢弃。此外，秋季爱咳嗽的人，多吃莴笋叶还有利于止咳。

山药木耳炒莴笋 2人份

材料： 莴笋200克，山药150克，干木耳5克。

调料： 醋5克，葱丝、盐各3克，植物油4克。

做法：

1. 莴笋去叶、去皮，切片；干木耳泡发，洗净，撕小朵；山药去皮，洗净，切片，入沸水中焯一下。

2. 锅内倒油烧热，爆香葱丝，倒入莴笋片、木耳、山药片炒熟，放盐、醋调味即可。

营养分析

总热量	蛋白质	脂肪	糖类
177千卡	5克	1克	30克

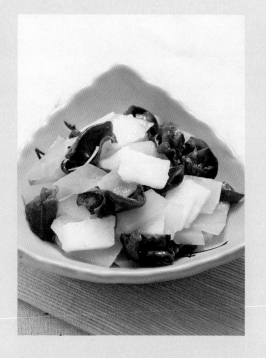

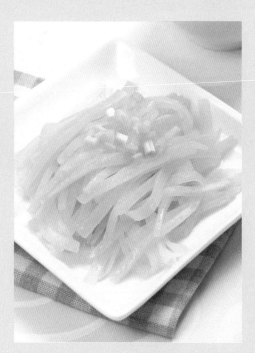

清炒莴笋丝 1人份

材料： 莴笋120克。

调料： 葱花适量，盐2克，植物油5克。

做法：

1. 莴笋去皮洗净，切成丝。

2. 锅置火上，倒入植物油烧至六成热，放入葱花爆香，然后放入莴笋丝炒至熟，最后加入盐调味即可。

营养分析

总热量	蛋白质	脂肪	糖类
63千卡	1克	1克	3克

竹笋 降低葡萄糖的吸收速度

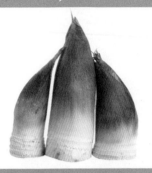

热 量	23 千卡
推荐用量	每日 30~50 克为宜

最佳食用时间

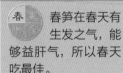 春笋在春天有生发之气，能够益肝气，所以春天吃最佳。

为什么适宜吃

控糖原理
降低葡萄糖的吸收速度

竹笋富含膳食纤维，可延长食物在肠内的停留时间，**降低葡萄糖的吸收速度，使餐后血糖缓慢上升**。此外，竹笋还是**低脂、低热且含淀粉很少**的食物。

对并发症的好处
降低胆固醇和血压

竹笋富含的膳食纤维能够**促使胆固醇转化为胆酸，降低血液中胆固醇的含量**，预防动脉硬化及高血压。

控糖烹饪红绿灯

✅ 竹笋在烹饪前放在盐水中焯烫一下，既去涩味又除草酸，还不会阻碍钙的吸收，有利于促进胰岛素的正常分泌。

搭配红绿灯

 + ✅ 减少脂肪的吸收，有利于控制体重。

竹笋　猪肉

 + ✅ 具有辅助调控血糖的功效。

竹笋　鸡肉

人群须知

1. 推荐人群：一般人均可食用。
2. 慎食人群：胃溃疡、胃出血患者；肠炎、尿路结石患者。

营养师支招

鲜笋存放时不要剥壳，否则会失去其清香味。

蚝油春笋 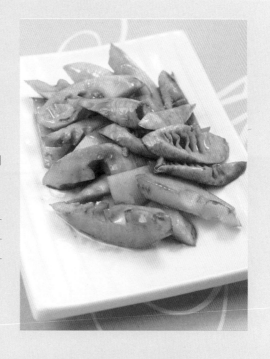 2人份

材料：春笋200克。

调料：植物油、蚝油、酱油各5克。

做法：

1. 将春笋洗净，斜切成条，焯水。
2. 锅置火上，倒入植物油烧至六成热，放入蚝油、春笋翻炒至熟，最后加入酱油翻炒均匀即可。

营养分析

总热量	蛋白质	脂肪	糖类
91千卡	5克	1克	7克

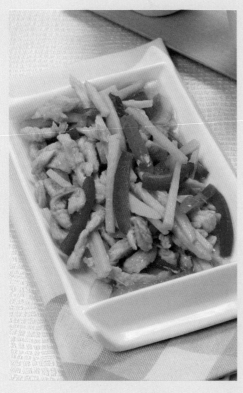

竹笋炒鸡丝 2人份

材料：鸡胸肉250克，竹笋100克，青、红柿子椒各30克。

调料：葱段、姜片、植物油各5克，料酒、水淀粉、盐、酱油各适量。

做法：

1. 鸡胸肉洗净，切丝，加盐、料酒、酱油、水淀粉拌匀腌制待用；竹笋洗净，切丝，焯水；柿子椒去蒂、去子，洗净，切丝。
2. 油锅烧热，爆香葱段、姜片，放入鸡丝炒散，加竹笋丝、柿子椒丝翻炒，加适量水盖锅盖焖至将熟，加盐炒匀即可。

营养分析

总热量	蛋白质	脂肪	糖类
502千卡	52克	24克	10克

芦笋 防治糖尿病慢性并发症

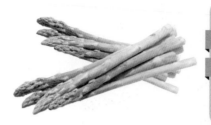

热 量	22千卡
推荐用量	每日50~100克为宜

最佳食用时间

春夏秋冬 芦笋适宜一年四季食用。

为什么适宜吃

控糖原理
调控血糖，抑制血糖骤升

芦笋所含的香豆素、芦丁等成分**有调控血糖，抑制血糖骤升的作用。**糖尿病患者常食芦笋，**对视网膜损害也有较好的防治作用。**

对并发症的好处
增强毛细血管的弹性

芦笋含丰富的膳食纤维，能**促进胃肠蠕动，防治便秘。**此外其所含的维生素C及胆碱等，可**增强毛细血管的弹性，预防高血压。**

控糖烹饪红绿灯

☑ 芦笋中的叶酸很容易被破坏，应避免高温久煮，最好用微波炉小功率热熟，且烹饪时间短，升糖速度也较慢。

搭配红绿灯

芦笋	+	苦瓜 ☑	开胃促食、利尿消肿。
芦笋	+	鸡肉 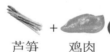 ☑	具有瘦身、补充优质蛋白质的作用。

人群须知

1. 推荐人群：糖尿病、高血压患者；动脉硬化患者；便秘患者；肝病患者。
2. 慎食人群：痛风和尿酸代谢异常的人。

营养师支招

芦笋不宜生吃，也不宜存放太长时间。

水煮芦笋 **1**人份

材料：芦笋 150 克。

调料：盐、白胡椒粉各适量，香油 3 克。

做法：

1. 芦笋择洗干净，沥干水分。
2. 汤锅置火上，倒入适量水烧开，放入所有调料搅拌均匀，下入芦笋段煮熟即可。

营养分析

总热量	蛋白质	脂肪	糖类
60 千卡	2 克	1 克	5 克

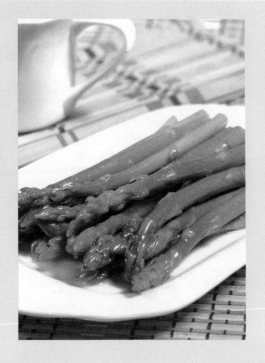

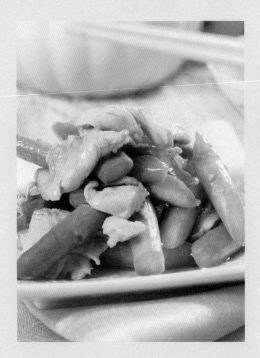

芦笋鸡片 **2**人份

材料：芦笋 200 克，鸡胸肉 50 克。

调料：葱花适量，盐 4 克，植物油 10 克。

做法：

1. 芦笋去老皮，洗净，切段；鸡胸肉洗净，切片，焯一下。
2. 锅置火上，倒入植物油烧至六成热，加葱花炒出香味，放入鸡片滑熟，淋入适量水，然后放入芦笋段炒熟，最后用盐调味即可。

营养分析

总热量	蛋白质	脂肪	糖类
218 千卡	12 克	5 克	7 克

Part **2** 日常饮食推荐

菜花 维持正常的葡萄糖耐量

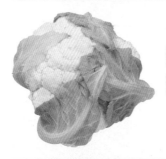

热 量	26 千卡
推荐用量	每日 50~100 克为宜

春夏秋冬 菜花属白色食物，白色入肺，适合干燥的秋季食用。

为什么适宜吃

控糖原理
能够维持正常的葡萄糖耐量

菜花中含有的铬元素是葡萄糖耐量因子的组成部分，**具有调节人体糖代谢的作用，能够维持正常的葡萄糖耐量，稳定血糖水平。**

对并发症的好处
增加血管的弹性

菜花中所含的维生素 C 和维生素 K，可以保护血管壁，**增加血管的弹性，降低血液中的胆固醇，使血管不易破裂、血液顺畅流通，从而预防心血管疾病。**

控糖烹饪红绿灯

- 菜花本身无多大味道，所以烹饪时可加荤菜或大蒜等调味品提味，还能减少盐的摄入量，有益于辅治糖尿病并发高血压。
- 菜花在烹调前放在盐水中浸泡几分钟，不但可去除残留的农药，而且能将藏在花蕾中的菜虫逼出来。

搭配红绿灯

 +

菜花　番茄　有助于促进肠胃蠕动，预防便秘。

 +

菜花　玉米　可提高免疫力，延缓衰老。

人群须知

1. 推荐人群：儿童及中老年人；脾胃虚弱者；消化功能不强者。
2. 慎食人群：痛风患者或尿酸过高的人。

营养师支招

菜花中含少量的致甲状腺肿的物质，焯后食用有利于去掉该物质。

菜花炒肉 2人份

材料：菜花 250 克，猪瘦肉 50 克。

调料：盐适量，植物油 10 克。

做法：

1. 菜花洗净，掰成小朵；猪瘦肉切片，放入锅中焯熟。
2. 炒锅倒入植物油烧至七成热，下葱花炒出香味，倒入肉片翻炒片刻，再倒入菜花翻炒，加适量水。
3. 待菜花熟透，加盐调味即可。

营养分析

总热量	蛋白质	脂肪	糖类
227 千卡	15 克	4 克	12 克

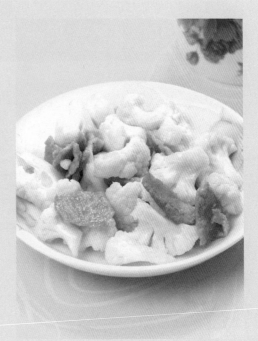

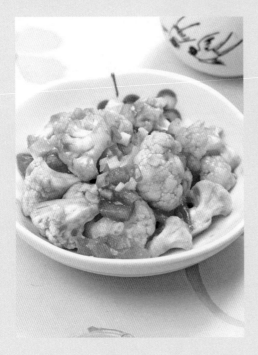

番茄炒菜花 2人份

材料：菜花 200 克，番茄 100 克。

调料：葱花、蒜片各 5 克，醋、植物油各 10 克，盐 3 克。

做法：

1. 菜花洗净，掰成小朵，用淡盐水浸泡 10 分钟，冲洗干净，放入沸水中焯一下；番茄洗净，切成小块。
2. 锅置火上，倒入植物油烧热，放入葱花、蒜片爆香，然后放入番茄块炒至变软，放少许醋炒匀，再放入菜花，翻炒至熟，加盐即可。

营养分析

总热量	蛋白质	脂肪	糖类
162 千卡	5 克	1 克	13 克

Part 2 日常饮食推荐

85

西蓝花 适用于预防和控制 2 型糖尿病

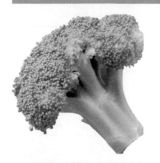

热 量	36 千卡
推荐用量	每日 50~100 克为宜

最佳食用时间

秋天吃西蓝花可以缓解天气干燥造成的不适。

为什么适宜吃

控糖原理
适用于预防和控制2型糖尿病

西蓝花含有铬，可以保护胰岛 β 细胞，**减少胰岛素的需要量，尤其适用于预防和控制 2 型糖尿病**。

对并发症的好处
对高血压和心脏病有辅助治疗作用

西蓝花中含有的类黄酮物质对**高血压和心脏病有一定的辅助治疗作用**。其所含的维生素 C 可**降低胆固醇含量，增强血管的弹性，促进血液循环**。

控糖烹饪红绿灯

- ✅ 西蓝花用开水焯过后不仅口感更好，且使膳食纤维更容易消化，可提高胰岛素的利用率。
- ❌ 西蓝花烹饪时间过长，会破坏其防癌抗癌的营养成分。

搭配红绿灯

 +   健脑益智，提高抵抗力。

西蓝花　虾仁

 +   二者所含的维生素 C 可以维持胰岛素的功能，促进对葡萄糖的利用。

西蓝花　香菇

人群须知

1. 推荐人群：儿童及中老年人；脾胃虚弱者；消化功能不强者；癌症患者。
2. 慎食人群：痛风患者或尿酸过高的人。

营养师支招

将西蓝花茎梗粗厚的外皮削去，里面的嫩茎可以做成凉拌菜。

西蓝花瘦肉汤 2人份

材料：西蓝花、猪瘦肉各100克，胡萝卜50克，洋葱25克。

调料：葱花、姜末、盐、胡椒粉各适量。

做法：

1. 西蓝花洗净，掰成小朵；胡萝卜洗净，切菱形片；猪瘦肉洗净，切块；洋葱切片。
2. 锅内倒入清水烧热，放入肉块烫透，捞出沥干备用。
3. 砂锅内放入适量清水，放入肉块、姜末大火煮沸，转小火煲40分钟，加入胡萝卜片、洋葱片、西蓝花煮熟，再加入盐、胡椒粉、葱花即可。

营养分析

总热量	蛋白质	脂肪	糖类
212千卡	25克	7克	13克

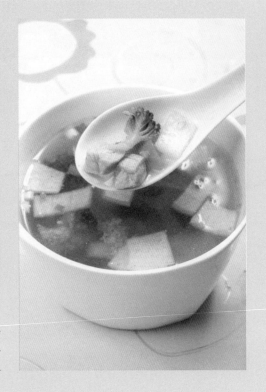

虾仁炒西蓝花 2人份

材料：新鲜虾仁80克，西蓝花200克。

调料：料酒、植物油各10克，盐4克，美极鲜酱油、蒜末各5克。

做法：

1. 西蓝花去柄，掰小朵，洗净，用沸水焯烫；虾仁洗净，去虾线，入沸水焯烫，过凉，沥水。
2. 锅置火上，倒油烧热，放入蒜末爆香，加入虾仁翻炒。
3. 烹入料酒，倒入西蓝花大火爆炒，加入美极鲜酱油、盐调味即可。

营养分析

总热量	蛋白质	脂肪	糖类
320千卡	43克	3克	9克

茄子 增强毛细血管的弹性

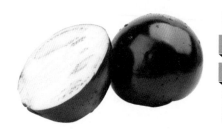

热　量	23 千卡
推荐用量	每日 70 克为宜

最佳食用时间

春夏秋冬 茄子适合一年四季食用。

为什么适宜吃

控糖原理
减少胰岛素的用量

　　茄子中的膳食纤维可以**减少小肠对糖类与脂肪的吸收**，有助于**减少胰岛素的用量**。此外，茄子低脂、低热量，**适合糖尿病患者食用**。

对并发症的好处
降低血压，预防心脑血管疾病

　　茄子含丰富的芦丁，**能增强毛细血管的弹性**，降低毛细血管的脆性及渗透性，**防止微血管破裂出血，降低血压，预防心脑血管疾病**。

控糖烹饪红绿灯

✅ 茄子切成块或片后，放入水中浸泡，可避免茄子变色。

✅ 紫茄子的皮中含有维生素 E 和芦丁，食用时不宜去皮，更有利于糖尿病患者控制病情。

搭配红绿灯

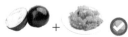

茄子 ＋ 苦瓜 ✅ 适合心血管病患者食用。

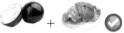

茄子 ＋ 猪肉 ✅ 具有稳定血压、预防紫癜的功效。

人群须知

1. 推荐人群：糖尿病、高血压患者；动脉硬化患者；胃癌患者；肥胖者。
2. 慎食人群：脾胃虚寒者；哮喘病患者。

营养师支招

　　老茄子特别是秋后的老茄子含有较多茄碱，对人体有害，不宜多吃。

　　茄子切忌生吃，以免中毒。

肉末蒸茄子 2人份

材料： 长茄子 250 克，猪瘦肉 80 克，洋葱 20 克。

调料： 料酒、植物油各 10 克，盐 2 克。

做法：

1. 猪瘦肉剁成肉末，加入切碎的洋葱、料酒、盐拌匀，腌制 10~20 分钟成肉馅。
2. 长茄子洗净，放入蒸锅蒸软，撕成细条状，铺在蒸碗里，铺满一层后，铺一层肉馅，再铺一层茄子，重复至铺完肉馅和茄子。
3. 蒸锅大火烧开，放入蒸碗，蒸 10 分钟即可。

营养分析

总热量	蛋白质	脂肪	糖类
270 千卡	19 克	6 克	15 克

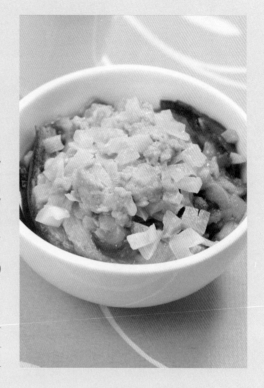

Part 2 日常饮食推荐

拌茄条 1人份

材料： 茄子 200 克。

调料： 生抽适量，盐、香油各 2 克。

做法：

1. 茄子去柄，切大片，放入蒸锅中蒸熟，取出，凉凉，用筷子戳散或用手撕成细条。
2. 将生抽、盐、香油拌匀制成调味汁。
3. 将调味汁浇在茄子上拌匀即可。

营养分析

总热量	蛋白质	脂肪	糖类
64 千卡	2 克	1 克	10 克

莲藕 促进胃排空，减少胰岛素的用量

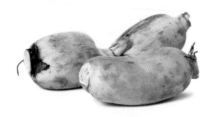

热 量	73 千卡
推荐用量	每日 100 克为宜

最佳食用时间

 莲藕可缓解肺燥症状，适合干燥的秋季食用。

为什么适宜吃

控糖原理
减少胰岛素的用量

莲藕含有大量的膳食纤维，可**延缓小肠对糖类和脂肪的吸收，促进胃排空，减少胰岛素的用量**。此外，生藕性寒，有生津止渴的功效，可**改善糖尿病口渴症状**。

对并发症的好处
减少脂类的吸收，降低血脂

莲藕中含有黏液蛋白和膳食纤维，能与人体内胆酸盐、食物中的胆固醇及甘油三酯结合，使其从粪便中排出，从而**减少脂类的吸收，降低血脂**。

控糖烹饪红绿灯

🚫 可将莲藕煮熟后凉拌食用，不仅可以减少油脂食用量，还清脆爽口，不会快速升高血糖。

搭配红绿灯

 + ✅ 适合心血管患者食用。

莲藕 猪肉

 + ✅ 具有清热利尿、消除疲劳、降血压的功效。

莲藕 胡萝卜

人群须知

1. 推荐人群：体弱多病者；胃肠疾病患者；肝病患者；糖尿病患者。
2. 慎食人群：产妇生产后 1～2 周内应慎食。

营养师支招

切过的莲藕要在切口处覆以保鲜膜，防止莲藕发黑腐烂。

莲藕胡萝卜汤

材料：鲜藕100克，胡萝卜50克，花
　　　生米10克，干香菇20克。

调料：盐3克，植物油5克。

做法：

1. 将鲜藕洗净切块；胡萝卜去皮洗净，
　切块；香菇泡发洗净，去蒂，切块。

2. 锅置火上，倒植物油烧至六成热，
　放入香菇块煸香，再放入胡萝卜块
　煸炒片刻。

3. 砂锅倒入适量水，大火煮沸后放入
　所有食材，小火煲1小时，放入盐
　即可。

营养分析

总热量	蛋白质	脂肪	糖类
204千卡	6克	5克	25克

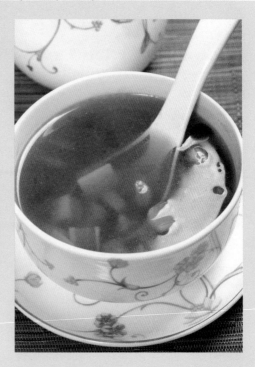

醋熘藕片

材料：鲜藕200克。

调料：葱花、姜末、酱油、植物油各
　　　5克，醋10克，盐2克，高汤
　　　适量。

做法：

1. 藕去皮，洗净，切片，焯水。

2. 炒锅置火上，倒油烧热，放入葱花、
　姜末煸香，烹醋略炒，加盐、酱油、
　高汤，放入藕片翻炒至熟即可。

营养分析

总热量	蛋白质	脂肪	糖类
191千卡	4克	1克	33克

山药 控制餐后血糖升高的速度

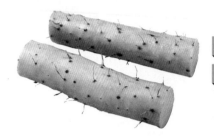

热　量	57 千卡
推荐用量	每日 60 克为宜

最佳食用时间

秋天吃山药可补益脾胃，养阴润肺。

为什么适宜吃

控糖原理
延缓餐后血糖升高的速度

山药含有黏液蛋白，有**调控血糖的功效，是糖尿病患者的食疗佳品**。此外，山药还含有可溶性膳食纤维，**能推迟胃排空，延缓餐后血糖升高的速度**。

对并发症的好处
防止动脉粥样硬化

山药中的黏液蛋白，能防止脂肪沉积在血管上，**保持血管弹性，降低胆固醇，防止动脉粥样硬化**，并能**防止糖尿病并发冠心病、血脂异常的发生发展**。

控糖烹饪红绿灯

✔ 烹饪山药时宜切大块，这样更有利于减缓血糖的升高速度。

搭配红绿灯

 ＋ 豆腐 ✔ 增强身体的免疫力和抗病能力。

山药

 ＋ ✔ 维持胰岛素正常功能。

山药　薏米

人群须知

1. 推荐人群：易感冒人群；肾亏患者；肺虚咳嗽者。
2. 慎食人群：肠胃积滞者。

营养师支招

如果发现山药表面有异常斑点则不宜食用。

山药炖乌鸡 2人份

材料：山药 100 克，乌鸡肉 200 克。

调料：葱段、姜片各适量，盐 3 克，
香油 4 克。

做法：

1. 乌鸡洗净，切成块；山药去皮，洗
净，切厚片。
2. 砂锅置火上，放入乌鸡块、山药片、
姜片、葱段和适量温水，大火烧沸，
转小火炖 2 小时，加入盐、香油
即可。

营养分析

总热量	蛋白质	脂肪	糖类
315 千卡	47 克	5 克	13 克

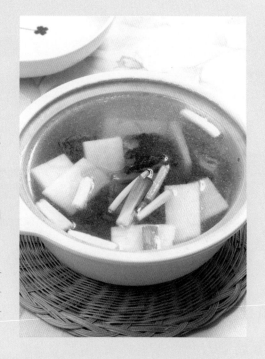

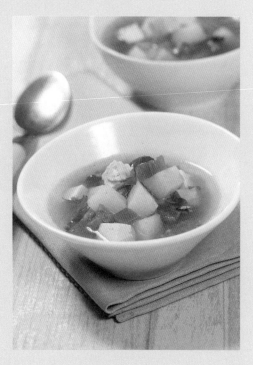

山药炖豆腐 2人份

材料：山药 200 克，豆腐 150 克，番
茄 100 克。

调料：植物油 5 克，姜片、香菜末、盐
各适量。

做法：

1. 山药去皮，洗净切块；豆腐切块；
番茄去皮，切丁。
2. 锅内倒油烧热，放山药块煸炒至表
皮透明，加没过食材的水，大火烧
开后，放豆腐块、姜片、番茄丁，
再次烧开后放盐，转小火炖 10 分
钟，撒上香菜末即可。

营养分析

总热量	蛋白质	脂肪	糖类
302 千卡	17 克	6 克	35 克

魔芋 延缓葡萄糖的吸收

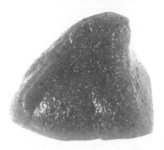

热　量	11.6 千卡（魔芋丝结）
推荐用量	每日 50~100 克为宜

最佳食用时间

春夏秋冬　魔芋适合一年四季食用。

为什么适宜吃

控糖原理
延缓葡萄糖的吸收

魔芋中的膳食纤维**有延缓葡萄糖和脂肪的吸收作用，对预防和治疗糖尿病有极好的辅助效果。**

对并发症的好处
适合肥胖型的糖尿病患者

魔芋可填充胃肠，消除饥饿感，且所含热量低，**适合肥胖型的糖尿病患者**；其所含的膳食纤维还能**促进胆固醇转化为胆酸，抑止胆固醇升高。**

控糖烹饪红绿灯

✅ 魔芋不易入味，烹饪时可加些柠檬汁或胡椒粉来调味，最后出锅时放盐，这样可减少盐的摄入量。

搭配红绿灯

魔芋　　蔬菜　✅

魔芋经过加工，会流失一些矿物质、维生素，搭配富含矿物质和维生素的蔬菜一起食用，能提高营养价值。

人群须知

1. 推荐人群：一般人均可食用；糖尿病患者；肥胖者。
2. 慎食人群：风寒感冒者；便溏者。

营养师支招

魔芋一次不宜吃得过多，否则会引起腹胀等不适感。

凉拌魔芋 1人份

材料：魔芋100克，黄瓜、金针菇各
　　　50克。

调料：酱油、白醋各适量，盐2克，
　　　香油3克。

做法：

1. 魔芋冲洗一下，切成丝；金针菇洗
净，与魔芋丝放入沸水中焯一下，
捞出；黄瓜洗净，切丝。

2. 魔芋丝、金针菇和黄瓜丝全部放入
碗中，加酱油、香油、盐、白醋搅
拌均匀即可。

营养分析

总热量	蛋白质	脂肪	糖类
63千卡	2克	1克	7克

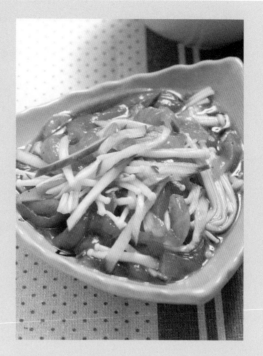

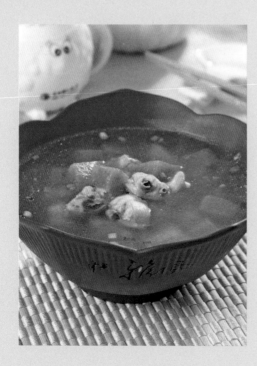

魔芋鸡腿汤 2人份

材料：魔芋300克，鸡腿150克。

调料：葱花、花椒粉、盐、酱油各适
　　　量，植物油8克。

做法：

1. 鸡腿洗净，切块；魔芋洗净，切块。

2. 炒锅倒入植物油烧至七成热，下葱
花、花椒粉、酱油炒出香味。

3. 放入鸡腿块和魔芋块炒匀，加适量
水煮熟，最后用盐调味即可。

营养分析

总热量	蛋白质	脂肪	糖类
357千卡	30克	14克	10克

洋葱 刺激胰岛素的合成及分泌

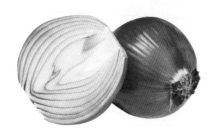

热　量	40 千卡
推荐用量	每日 50 克为宜

最佳食用时间

春夏秋冬　洋葱适合一年四季食用。

为什么适宜吃

控糖原理
刺激胰岛素的合成和分泌

　　洋葱所含有的二硫化合物可**刺激胰岛素的合成及分泌，具有调控血糖的功效**。洋葱含有类似降糖药物的槲皮素，**能帮助维持正常的糖代谢**。

对并发症的好处
扩张血管、降低血液黏度

　　洋葱含前列腺素 A，**能扩张血管、降低血液黏度**，因而有**降血压、预防血栓形成**的作用。

控糖烹饪红绿灯

- ✅ 切洋葱前宜将洋葱浸入热水中 3 分钟，然后再切就不辣眼睛了。
- ✅ 洋葱宜烹炒至嫩脆且有一些微辣为佳，加热时间不宜过长，否则易造成营养素的流失，不利于血糖的控制。

搭配红绿灯

 + ✅

洋葱　　鸡蛋

提高人体对维生素 C 和维生素 E 的吸收率，有利于稳定血糖。

人群须知

1. 推荐人群：糖尿病、高血压患者；肥胖者。
2. 慎食人群：皮肤瘙痒性疾病患者；眼疾、眼部充血者。

营养师支招

　　不可过量食用洋葱，因其易产生挥发性气体，过量食用会造成胀气和排气过多。

洋葱炒苦瓜

材料：洋葱、苦瓜各 200 克。

调料：姜丝、植物油各 5 克，盐 2 克。

做法：

1. 将洋葱去外皮，洗净后切丝备用；苦瓜洗净，去子，切成薄片备用。
2. 炒锅中放入适量植物油，油热后放入姜丝爆香，再放入苦瓜片、洋葱丝，翻炒将熟之时，放入盐调味，即可关火盛盘。

营养分析

总热量	蛋白质	脂肪	糖类
169 千卡	4 克	1 克	28 克

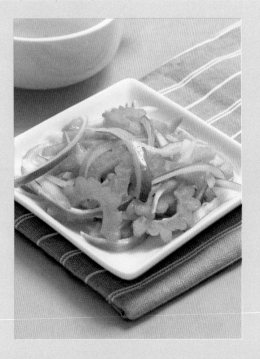

Part **2** 日常饮食推荐

洋葱炒鸡蛋

材料：洋葱 200 克，鸡蛋 2 个。

调料：盐 2 克，姜片适量，植物油 10 克。

做法：

1. 洋葱去皮洗净，切丝；鸡蛋加点盐，打散。
2. 锅中放油烧热，倒入蛋液炒散待用。
3. 锅中倒入底油，油热后加姜片爆香，倒入洋葱丝翻炒，加盐翻炒几下，加盖焖 2 分钟，倒入炒好的鸡蛋翻炒匀即可。

营养分析

总热量	蛋白质	脂肪	糖类
343 千卡	18 克	11 克	21 克

番茄 减少对胰岛细胞及受体的损害

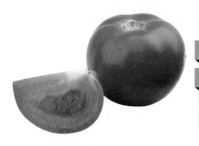

热　　量	20 千卡
推荐用量	每日 100~200 克为宜

最佳食用时间

番茄适合一年四季食用。

为什么适宜吃

控糖原理
提高胰岛素质量和受体敏感性

　　番茄含有大量的番茄红素，可**减少对胰岛细胞及受体的损害，提高胰岛素质量和受体敏感性，使血糖平稳下降**。番茄热量低，营养丰富，**适合糖尿病患者经常食用**。

对并发症的好处
预防血栓的形成

　　番茄富含维生素 C、芦丁、番茄红素及果酸，可**降低血胆固醇，预防动脉粥样硬化及冠心病**。番茄汁有稀释血液的功效，可以**预防血栓的形成**。

控糖烹饪红绿灯

✅ 烹调番茄时加少许醋，能破坏番茄中的有害物质——番茄碱。

❌ 番茄加热或烹制时间过长，会造成维生素的流失，不利于血糖的稳定。

搭配红绿灯

 + ✅ 具有预防便秘、调理肠胃的功效。

番茄　　丝瓜

 + ✅ 营养互补，有益于糖尿病患者控制血糖。

番茄　　鸡蛋

人群须知

1. 推荐人群：消化功能较差、喜食荤腥油腻食品的人；肥胖、血脂异常患者；前列腺癌患者。
2. 慎食人群：脾胃虚寒者。

营养师支招

　　空腹时不要吃番茄，因为番茄中的胶质、果酸等有可能与胃酸结合生成块状结石，易造成胃部胀痛。

番茄炒丝瓜

材料：丝瓜 150 克，番茄 100 克。

调料：葱花适量，盐 3 克，植物油 10 克。

做法：

1. 丝瓜去皮和蒂，洗净，切成片；番茄洗净，去蒂，切块。
2. 锅置火上，倒入适量植物油，烧至六成热，加葱花炒出香味，然后放入丝瓜片和番茄块炒熟，用盐调味即可。

营养分析

总热量	蛋白质	脂肪	糖类
142 千卡	2 克	1 克	10 克

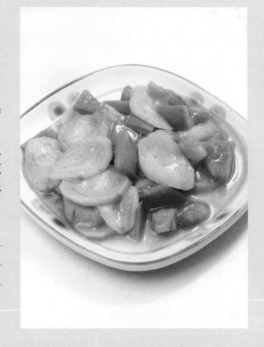

Part 2 日常饮食推荐

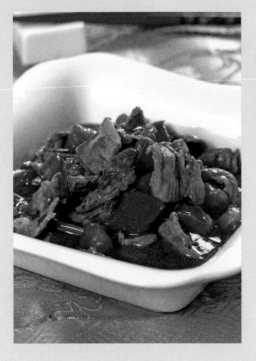

番茄牛肉

材料：番茄 250 克，牛瘦肉 200 克。

调料：葱段、姜片、盐、料酒、葱花各适量，植物油 10 克。

做法：

1. 牛瘦肉洗净，切片，加盐、料酒、姜片、葱段拌匀，腌 30 分钟，拣去葱、姜；番茄洗净，切块。
2. 锅内放油，烧至七成热时放葱花炒出香味，随即倒入牛肉片翻炒，加入适量水，待牛肉九成熟时，加入番茄块。
3. 番茄炖熟后，加入盐即可。

营养分析

总热量	蛋白质	脂肪	糖类
390 千卡	42 克	9 克	14 克

西葫芦 糖尿病患者的优选食物

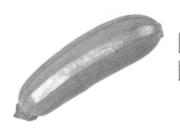

热 量	19 千卡
推荐用量	每日 80 克为宜

最佳食用时间

西葫芦适合一年四季食用。

为什么适宜吃

控糖原理
促进胰岛细胞分泌胰岛素

西葫芦含有瓜氨酸、腺嘌呤、天冬氨酸、葫芦巴碱等物质，**具有促进胰岛细胞分泌胰岛素的作用，能够有效地控制血糖，是糖尿病患者的优选食物。**

对并发症的好处
降低血脂，预防动脉硬化

西葫芦所含的膳食纤维能够促使胆固醇转化为胆酸，**降低血脂，能够预防动脉硬化。**

控糖烹饪红绿灯

❌ 西葫芦不宜烹煮得太烂，以免营养流失，不利于糖尿病及其并发症的控制。

❌ 西葫芦生吃不易消化，易造成腹泻。

搭配红绿灯

 +

西葫芦　　鸡蛋

营养更加全面、均衡，适合糖尿病、高血压等患者食用。

人群须知

1. 推荐人群：糖尿病、高血压患者；动脉硬化患者；肥胖者；便秘患者。
2. 慎食人群：脾胃虚寒者。

营养师支招

种子变硬的西葫芦不宜食用。

 加入糖尿病专家咨询群

◆ 专家咨询方便快捷 ◆

入群指南详见本书 封三

西葫芦炒鸡蛋

材料：西葫芦 150 克，鸡蛋 2 个。

调料：盐 2 克，葱花、植物油各 10 克。

做法：

1. 西葫芦洗净，切成片；鸡蛋打散，加少许盐搅匀。

2. 锅置火上，倒入适量清水，烧沸后倒入蛋液炒至熟，盛入碗中。

3. 另起锅，倒入植物油烧至六成热，放入葱花爆香，下入西葫芦片炒至八成熟，放入炒好的鸡蛋，最后加入盐调味即可。

营养分析

总热量	蛋白质	脂肪	糖类
291 千卡	17 克	11 克	9 克

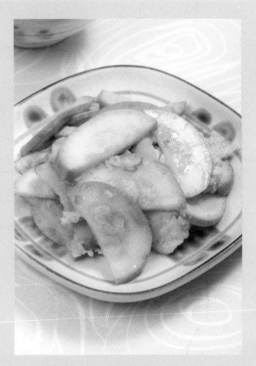

韭菜炒西葫芦

材料：西葫芦 150 克，韭菜 100 克。

调料：葱花适量，盐 2 克，植物油 3 克。

做法：

1. 西葫芦洗净，去蒂，切条；韭菜择洗干净，切段。

2. 锅置火上，倒入适量植物油烧至六成热，加葱花炒香，放入西葫芦条炒至八成熟，加入韭菜段炒至熟，最后用盐调味即可。

营养分析

总热量	蛋白质	脂肪	糖类
85 千卡	4 克	1 克	10 克

胡萝卜 预防糖尿病并发心血管病

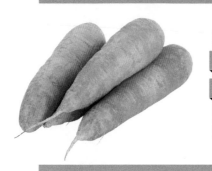

热　量	46 千卡
推荐用量	每日 80 克为宜

最佳食用时间

胡萝卜适合一年四季食用。

为什么适宜吃

控糖原理
保护胰岛细胞

胡萝卜中含有大量的 β 胡萝卜素，可以清除体内的自由基，**保护胰岛细胞免受自由基的侵害**，还能**保护心血管，预防糖尿病并发心血管疾病**。

对并发症的好处
有降压、调脂作用

胡萝卜中的膳食纤维、钾有助于**降脂、降压**，是**高血压、冠心病患者**的食疗佳品。

控糖烹饪红绿灯

- ✅ 胡萝卜素和维生素 A 是脂溶性物质，应用油炒熟或与肉类一起炖煮后再食用，可提高营养吸收，有利于稳定血糖。
- ✅ 胡萝卜素主要存在于皮下，所以最好连皮一起食用。

搭配红绿灯

 + ✅

胡萝卜　羊肉　　滋补强体，有利于营养的吸收。

 + ✅

胡萝卜　菠菜　　保持血管通畅，防止脑卒中。

人群须知

1. 推荐人群：体质虚弱者；便秘患者；糖尿病、血脂异常患者；夜盲症、干眼症患者。
2. 慎食人群：饮酒者；皮肤黄染者。

营养师支招

胡萝卜食用过多，会引起皮肤黄染。

豆腐丝拌胡萝卜

材料：胡萝卜200克，豆腐丝100克。

调料：盐3克，香菜末适量，香油2克。

做法：

1. 将豆腐丝洗净，切成段，放入沸水中焯透；胡萝卜洗净，切成细丝，放入沸水中焯一下。

2. 将胡萝卜丝、豆腐丝放入盘内，加盐、香菜末和香油拌匀即可。

营养分析

总热量	蛋白质	脂肪	糖类
313 千卡	24 克	11 克	27 克

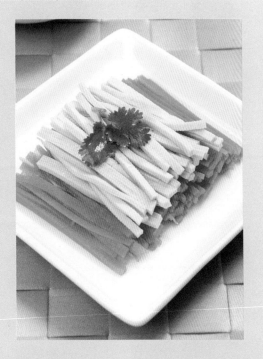

胡萝卜炖羊肉 2人份

材料：胡萝卜250克，羊瘦肉200克。

调料：葱花、酱油、盐各适量，植物油10克。

做法：

1. 胡萝卜洗净，切块；羊瘦肉洗净，切块，焯透。

2. 炒锅中倒入植物油烧至七成热，下葱花炒出香味，放入羊肉块翻炒片刻，加酱油翻炒均匀，加胡萝卜块和适量水炖熟，最后用盐调味即可。

营养分析

总热量	蛋白质	脂肪	糖类
611 千卡	42 克	29 克	26 克

Part 2 日常饮食推荐

103

白萝卜 调控血糖的药食两用佳品

热量	23千卡
推荐用量	每日100克为宜

最佳食用时间

 白萝卜有消食、清胃火的功效，适合冬季和晚上食用。

为什么适宜吃

控糖原理
具有调控血糖的功效

白萝卜热量低、低脂，**是糖尿病患者不可多得的低热能、营养丰富的药食两用佳品。**

对并发症的好处
辅治冠心病和高血压

白萝卜中的淀粉酶、氧化酶可以**分解食物中的脂肪和淀粉，能促进脂肪代谢，辅治冠心病；**白萝卜中还含有丰富的钾，**能辅治高血压。**

控糖烹饪红绿灯

☑ 白萝卜顶部3~5厘米处维生素C含量最多，适宜切丝、条，快速烹调，不仅能保持其脆嫩口感，食用时还不会使血糖快速升高。

搭配红绿灯

白萝卜	+	豆腐 ☑	有助于人体吸收豆腐中的营养，平稳血糖。
白萝卜	+	鸡肉 ☑	有利于营养物质的吸收。

人群须知

1. 推荐人群：一般人均可食用。
2. 慎食人群：阴盛偏寒体质者；脾胃虚寒及十二指肠溃疡患者；先兆流产、子宫脱垂者。

营养师支招

服用人参、西洋参、地黄和首乌时不要同时吃萝卜。但在服用人参、西洋参后出现腹胀时，则可以吃萝卜以消除腹胀。

虾皮萝卜汤

材料： 白萝卜100克，虾皮10克。

调料： 胡椒粉、香菜末、姜末、各适量，盐、香油各2克。

做法：

1. 白萝卜洗净去皮，切成丝。
2. 锅置火上，加入适量清水、姜末，烧开后，放入白萝卜丝煮至软，放入虾皮，加盐、胡椒粉、香油调味，最后撒上香菜末即可。

营养分析

总热量	蛋白质	脂肪	糖类
56千卡	4克	1克	5克

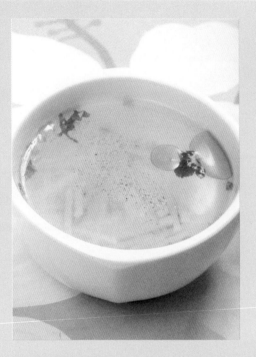

白萝卜羊肉卷

材料： 羊肉50克，白萝卜100克。

调料： 姜末、蒜末各3克，盐2克，酱油适量。

做法：

1. 白萝卜洗净，切薄片，用沸水焯软；羊肉剁成馅，放入碗内，加姜末、蒜末、酱油、盐，用勺子朝一个方向搅拌均匀，腌渍15分钟。
2. 将羊肉馅放在萝卜片上，卷成卷，完全包住馅，用干净的牙签穿插固定，放进蒸盘中，上锅蒸20分钟即可。

营养分析

总热量	蛋白质	脂肪	糖类
125千卡	10克	7克	5克

Part 2 日常饮食推荐

莼菜 提高胰岛素原的转化

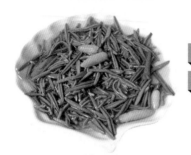

热　量	21 千卡
推荐用量	每日 50~100 克为宜

最佳食用时间

莼菜具有清热解毒的功效，最适合炎热的夏季食用。

为什么适宜吃

控糖原理
提高胰岛素原转化为胰岛素的能力

莼菜有"锌王"之称，能够**提高胰岛素原转化为胰岛素的能力，有助于降低血糖浓度**。

对并发症的好处
避免并发微血管病变和肾病

莼菜中的维生素 B_1 有**维持正常糖代谢和神经传导的功能**，维持微血管健康，预防因高血糖所致的肾细胞代谢紊乱，避免并发微血管病变和肾病。

控糖烹饪红绿灯

- 莼菜烹饪前最好先用开水烫一遍，一是可以除去苦涩味；二是可使莼菜保持其碧绿的颜色。
- 莼菜适合用来做汤和凉拌菜，这样可以减少油脂的摄入量，对糖尿病患者有益。

搭配红绿灯

 + 香菇　具有消肿、解毒的功效，还能降脂、降压。

莼菜

 + 　补钙，消肿。

莼菜　豆腐

人群须知

1. 推荐人群：一般人均可食用。
2. 慎食人群：脾胃虚寒者；妇女月经期；产妇。

营养师支招

莼菜含有较多的单宁物质，与铁器相遇会变黑，所以尽量避免用铁锅烹调。

莼菜汤

材料：莼菜 100 克，鲜香菇 30 克，冬笋 25 克。

调料：盐 4 克，香油 2 克。

做法：

1. 将莼菜去杂质，洗净切段，焯烫待用；冬笋、鲜香菇分别洗净，切丝。

2. 锅置火上，加入适量清水烧沸，加入冬笋丝、香菇丝，大火煮开，放入莼菜段，汤沸后加盐，出锅后淋上香油即可。

营养分析

总热量	蛋白质	脂肪	糖类
53 千卡	3 克	1 克	6 克

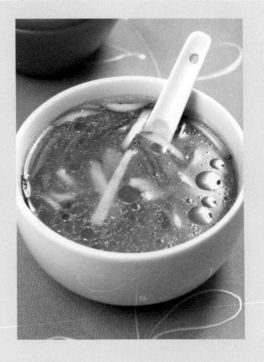

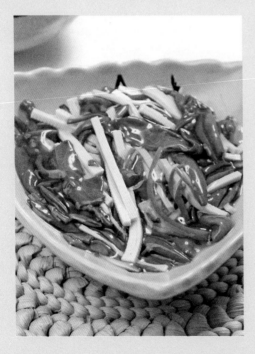

豆腐干拌莼菜 2人份

材料：莼菜 150 克，豆腐干 50 克。

调料：盐 2 克，香油 1 克。

做法：

1. 莼菜清洗干净，放入沸水中焯一下，捞出沥干水分；豆腐干洗净，切成丝。

2. 将莼菜和豆腐干放入盘中，然后加入盐、香油搅拌均匀即可。

营养分析

总热量	蛋白质	脂肪	糖类
117 千卡	10 克	4 克	8 克

Part 2 日常饮食推荐

苦瓜 植物胰岛素

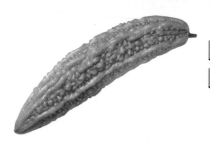

热　　量	22 千卡
推荐用量	每日 80 克为宜

最佳食用时间

夏　苦瓜有清热消暑、明目解毒的功效，适合夏季食用。

为什么适宜吃

控糖原理
控血糖、修复胰岛

　　苦瓜中含有一种叫"苦瓜苷"的物质，**素有"植物胰岛素"的称号，它具有调血糖、修复胰岛的作用，对糖尿病有益。**

对并发症的好处
减少脂肪摄入

　　苦瓜中的苦瓜素被誉为"脂肪杀手"，**能减少脂肪的摄入，有助于预防心脑血管疾病**。苦瓜中的维生素 C 具有保护细胞膜、**防止动脉粥样硬化、保护心脏**等作用。

控糖烹饪红绿灯

- ✅ 苦瓜有青色和白色之分，青色较苦，适合用来做凉拌菜；白色苦味较淡，适合用来炒菜。
- ❌ 苦瓜加热时间过长，会造成营养成分流失，降低其修复胰岛及预防心脑血管疾病的功效。

搭配红绿灯

苦瓜	+	番茄	✅ 提供丰富的维生素，对糖尿病、高血压患者有益。
苦瓜	+	鸡蛋	✅ 具有美容除皱的功效。

人群须知

1. 推荐人群：高血压、糖尿病、血脂异常患者；动脉硬化患者；肥胖者。
2. 慎食人群：脾胃虚寒者；体质虚弱者；经期前后。

营养师支招

　　苦瓜汁：用擦丝器将苦瓜擦碎，用滤茶网或纱布在杯中挤出苦瓜汁；加入半杯水（水量可以自由调节）；如果怕太苦，可以加入柠檬汁（能稳定餐后血糖，预防和减少糖尿病并发症的作用）调节口味；每天喝半杯到一杯即可。

苦瓜番茄汤

材料： 苦瓜、番茄各 150 克，胡萝卜 25 克。

调料： 盐 2 克，植物油 5 克。

做法：

1. 苦瓜洗净，去瓤，切片；番茄洗净，切块；胡萝卜洗净，切块。

2. 锅中倒入植物油烧至七成热时，放入胡萝卜块、番茄块翻炒片刻，加入适量清水煮沸，依次放入苦瓜片、盐煮至入味即可。

营养分析

总热量	蛋白质	脂肪	糖类
120 千卡	3 克	1 克	16 克

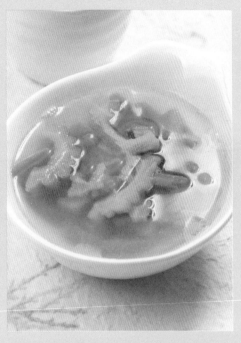

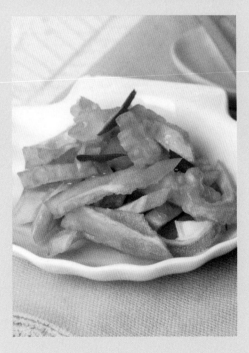

凉拌苦瓜

材料： 苦瓜 200 克。

调料： 盐 3 克，香油 5 克，干红辣椒段、花椒各少许。

做法：

1. 苦瓜洗净，去两头，剖两半，去瓤和子，切成片，放凉白开中泡 30 分钟，捞出，焯熟，沥干。

2. 锅置火上，放油烧热，放入干红辣椒、花椒爆香，将油淋在苦瓜片上，加盐、香油拌匀即可。

营养分析

总热量	蛋白质	脂肪	糖类
89 千卡	2 克	1 克	10 克

黄瓜 有效抑制糖类转变成脂肪

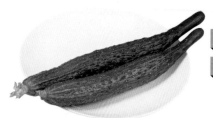

热　　量	16 千卡
推荐用量	每日 100 克为宜

最佳食用时间

春夏秋冬 黄瓜适合一年四季食用。

为什么适宜吃

控糖原理
有效抑制糖类转变成脂肪

　　黄瓜中所含的葡萄糖苷等**不参与糖代谢，所以糖尿病患者可以黄瓜代替淀粉类食物充饥。其所含的丙醇二酸能有效抑制糖类转变成脂肪。**

对并发症的好处
促进胆固醇代谢

　　黄瓜中的膳食纤维对**促进肠道蠕动、降低胆固醇**有一定作用，适合肥胖的糖尿病患者经常食用。

控糖烹饪红绿灯

✅ 黄瓜加热后食用，不仅能保留其消肿功效，还能改变其寒凉性质。脾胃虚寒的糖尿病患者也可经常食用。

❌ 黄瓜生吃可以，但不宜长期大量生吃。

搭配红绿灯

 + ✅ 具有减肥、排毒的功效。

黄瓜　　木耳

 + ✅ 能够降低胆固醇。

黄瓜　　大蒜

人群须知

1. 推荐人群：热病患者；肥胖者；高血压、血脂异常患者；癌症患者；嗜酒者。
2. 慎食人群：脾胃虚弱者；腹痛腹泻者；肺寒咳嗽者。

营养师支招

　　黄瓜头部含有较多的苦味素，对人体有一定的好处，不应丢弃。

拍黄瓜

材料：黄瓜 250 克。

调料：盐 2 克，蒜末、醋、香菜末各适量，香油 3 克。

做法：

1. 黄瓜洗净，用刀拍至微碎，切成块状，放到盘中。
2. 加盐、蒜末、醋、香菜末和香油拌匀即可。

营养分析

总热量	蛋白质	脂肪	糖类
67 千卡	2 克	1 克	7 克

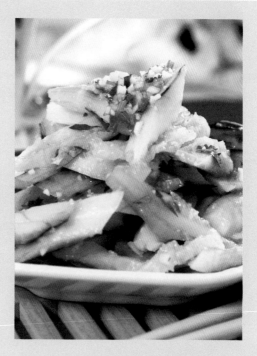

Part 2 日常饮食推荐

木耳拌黄瓜 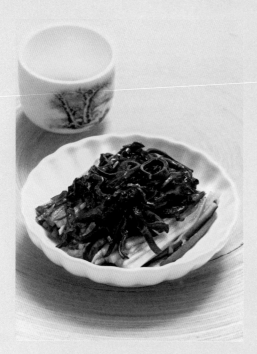2人份

材料：黄瓜 200 克，干木耳 15 克。

调料：蒜末 5 克，盐适量，香油 3 克。

做法：

1. 黄瓜洗净，切成丝；干木耳温水泡发，洗净，切成细丝，焯水，捞出凉凉。
2. 将黄瓜丝、木耳丝放入盘中，放入蒜末、香油、盐拌匀即可。

营养分析

总热量	蛋白质	脂肪	糖类
99 千卡	3 克	1 克	16 克

南瓜 促进胰岛素正常分泌

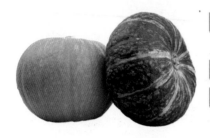

食物血糖生成指数	
	75 高
热 量	23 千卡
推荐用量	每日100克为宜

最佳食用时间

初夏可多吃南瓜，既能消炎止痛、补中益气，又能增强体质。

为什么适宜吃

控糖原理
促进胰岛素分泌

虽然南瓜的食物血糖生成指数比较高，但是南瓜中的铬是胰岛细胞合成胰岛素必需的微量元素，**可以促进胰岛素分泌正常，对辅治糖尿病、调控血糖有益。**

对并发症的好处
有助于糖尿病患者预防心脑血管疾病

南瓜含有的硒有清除体内脂质过氧化物的作用，**防止因脂质过氧化物堆积而引起的心肌细胞损害，有助于糖尿病患者预防心脑血管疾病。**

控糖烹饪红绿灯

- ✅ 南瓜皮含有丰富的胡萝卜素，有利于维持微血管健康和调控血糖，可以保留南瓜皮一起烹饪。
- ✅ 南瓜种类很多，含糖量也不一样，糖尿病患者宜选择不面不甜、含糖量少的，还可选择绿色的南瓜。

搭配红绿灯

 + ✅ 具有补中益气、清热生津的功效。

南瓜　绿豆

 + ✅ 增强体质，预防脂肪摄入过量。

南瓜　牛肉

人群须知

1. 推荐人群：糖尿病、高血压、血脂异常患者；便秘患者；眼病患者。
2. 慎食人群：胃热者；气滞中满者；黄疸患者。

营养师支招

南瓜子具有杀虫作用，可将其晒干，再炒熟食用。

南瓜馒头

材料：南瓜、面粉各 150 克，酵母
适量。

做法：

1. 将酵母用温水化开；南瓜洗净，蒸
   熟，捣成泥。
2. 将南瓜泥、面粉和酵母水一起揉成
   面团，放温暖处醒发至 2 倍大，再
   将面团分成剂子，整形，放在笼屉
   上，静置 20 分钟，冷水上锅，上
   汽 15 分钟关火，再闷一会儿，出
   锅即可。

营养分析

总热量	蛋白质	脂肪	糖类
558 千卡	18 克	2 克	118 克

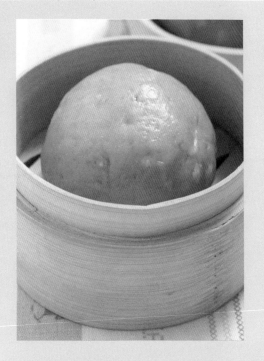

南瓜粉蒸牛肉

材料：南瓜 1 个（约 1000 克），牛肉
300 克，蒸肉米粉 150 克。

调料：酱油、料酒、腐乳、鸡汤、盐
各适量，香油 5 克。

做法：

1. 南瓜蒂部切掉，使之能够稳当地立
   在盘子里，将顶部于约 1/5 处切开，
   掏出瓜瓤，做成南瓜碗。
2. 牛肉洗净，切片，加入酱油、料酒、
   香油、腐乳和盐抓匀，腌 20 分钟。
3. 将牛肉片拌入蒸肉米粉和鸡汤，抓
   匀，塞入南瓜碗，上锅，大火烧开
   后转小火蒸 50 分钟即可。

营养分析

总热量	蛋白质	脂肪	糖类
650 千卡	67 克	14 克	59 克

113

冬瓜 对2型糖尿病肥胖患者十分有益

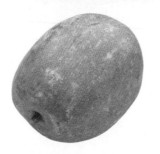

热　　量	12千卡
推荐用量	每日60~100克为宜

最佳食用时间

夏天气候炎热，容易心烦气躁，此时可多吃些冬瓜。

为什么适宜吃

控糖原理
能有效抑制体内的糖类转化为脂肪

　　冬瓜中含有丙醇二酸和葫芦巴碱，**能有效抑制体内的糖类转化为脂肪，对中老年2型糖尿病患者中的肥胖者十分有益。**

对并发症的好处
能将多余的脂肪消耗掉

　　冬瓜中富含丙醇二酸，能防止体内脂肪堆积，**还能将多余的脂肪消耗掉，对防治高血压、动脉粥样硬化有良好的效果。**

控糖烹饪红绿灯

✅ 糖尿病患者餐前可喝碗冬瓜汤（冬瓜连皮30~60克，煎服），常饮可减轻体重、降低血脂。

搭配红绿灯

冬瓜	+	海带	✅ 具有降血压、降血脂的作用。
 冬瓜	+	蘑菇	✅ 具有清热去火、除烦止渴、滋阴美容的功效。

人群须知

1. 推荐人群：肾病、水肿、肝硬化患者；癌症患者；高血压、糖尿病、冠心病患者。
2. 慎食人群：脾胃虚弱者；阳虚肢冷者；尿频者。

营养师支招

　　冬瓜性寒，为中和其寒性，烹饪时可搭配羊肉，或加蒜、姜、洋葱、豆豉等偏温配料，能够起到暖胃的功效。

海米冬瓜汤 **2**人份

材料：冬瓜 200 克，海米 20 克。

调料：植物油 3 克，盐 2 克，葱花、姜末各 10 克，胡椒粉、香菜末各适量。

做法：

1. 海米用温水泡软，洗净，沥干水分；冬瓜去皮和瓤，洗净，切片。
2. 热锅凉油，爆香海米，加入适量清水和冬瓜片煮至半透明，加盐和胡椒粉调味，最后放入葱花、姜末和香菜即可。

营养分析

总热量	蛋白质	脂肪	糖类
90 千卡	10 克	1 克	5 克

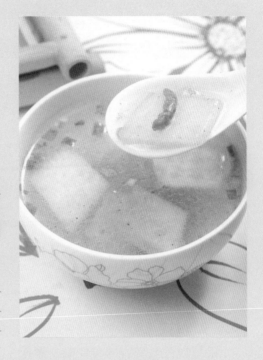

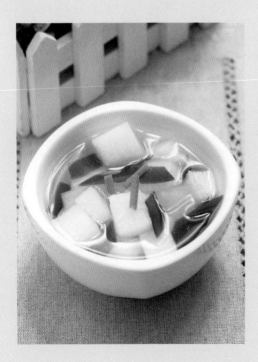

冬瓜海带汤 **2**人份

材料：冬瓜 150 克，海带 50 克。

调料：盐、葱段各适量。

做法：

1. 将冬瓜洗净，去皮、去瓤，切块；海带泡软洗净，切片，备用。
2. 锅置火上，倒适量清水，放入冬瓜块、海带片煮沸，出锅前撒上葱段，放少许盐调味即可。

营养分析

总热量	蛋白质	脂肪	糖类
25 千卡	1 克	1 克	4 克

银耳 提高胰岛素降糖活性

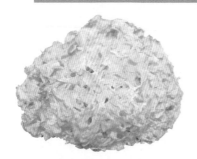

热　量（干）	261 千卡
推荐用量	每日 15 克（干）为宜

最佳食用时间

银耳适合一年四季食用。

为什么适宜吃

控糖原理
延缓血糖上升速度

　　银耳含有丰富的膳食纤维，**糖尿病患者食用后有延缓血糖上升的作用**。此外，银耳中含有较多的银耳多糖，**能增强胰岛素降糖活性**。

对并发症的好处
具有抗血栓的功效

　　银耳中含有的银耳多糖**具有抗血栓的功效**，可降低心脑血管疾病的发病率。经常食用银耳还能**提高人体的免疫力**，增强糖尿病患者的体质和抗病能力。

控糖烹饪红绿灯

❌ 做熟的银耳不宜久放，否则银耳内的硝酸盐易还原成有碍健康的亚硝酸盐。

搭配红绿灯

 + 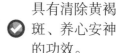 ✅
银耳　莲子
具有清除黄褐斑、养心安神的功效。

 + ✅
银耳　鸡蛋
银耳中的胶质可防止人体吸收过多的胆固醇，减轻血管硬化症状。

人群须知

1. 推荐人群：癌症患者；上班族；女性。
2. 慎食人群：出血患者；外感风寒者；湿热生痰者。

营养师支招

　　变质的银耳不宜食用，否则会发生中毒反应，严重者甚至会有生命危险。

银耳拌芹菜

材料：干银耳 15 克，芹菜 200 克。

调料：盐、蒜末各适量，香油 3 克。

做法：

1. 银耳泡发，择洗干净，撕成小朵；芹菜洗净，切段，焯水，捞出，沥干，凉凉。

2. 将银耳和芹菜段放入盘中，加入盐、蒜末搅匀，滴上香油即可。

营养分析

总热量	蛋白质	脂肪	糖类
100 千卡	3 克	1 克	18 克

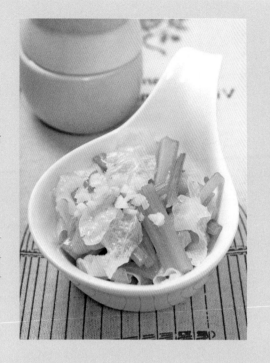

素烧双耳 1人份

材料：干木耳、干银耳各 15 克，枸杞子 10 克。

调料：葱花、蒜末各适量，盐 2 克，植物油 5 克。

做法：

1. 木耳泡发，择洗干净，撕成小朵；银耳泡发，择洗干净，撕成小朵。

2. 锅置火上，倒入植物油烧至六成热，加葱花、蒜末炒香，放入木耳、银耳和枸杞子翻炒 5 分钟，最后用盐调味即可。

营养分析

总热量	蛋白质	脂肪	糖类
150 千卡	5 克	1 克	25 克

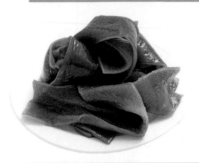

海带 延缓胃排空和血糖上升

热 量	13 千卡（水发）
推荐用量	每日 150~200 克（水发）为宜

最佳食用时间

 春季是慢性支气管炎、哮喘等病容易发作的时节，此时吃些海带具有祛痰平喘的功效。

为什么适宜吃

控糖原理
延缓血糖上升

海带中含有岩藻多糖，**能延缓胃排空和食物通过小肠的时间**，即使在胰岛素分泌量减少的情况下，血糖含量也不易上升，**对糖尿病有辅助治疗的作用**。

对并发症的好处
降低血液黏度，减少血管硬化

海带含有大量的膳食纤维，能**清除附着在血管壁上的胆固醇，降低血脂**。其所含的多不饱和脂肪酸能**降低血液黏度，减少血管硬化**。

控糖烹饪红绿灯

- 海带含有有毒金属——砷，因此烹制前应先用清水漂洗，然后浸泡12~24小时，并要勤换水。
- 用淘米水泡发海带，既易泡发又易清洗，烧煮时也易煮熟，减少烹饪时间，避免营养素过多流失，有利于稳定血糖。

搭配红绿灯

海带	+	木耳	✔ 能够防治便秘，促进营养吸收。
海带	+	豆腐	✔ 清热消肿、降压控糖。

人群须知

1. 推荐人群：高血压、血脂异常、糖尿病患者；冠心病、动脉硬化患者；骨质疏松患者；营养不良性贫血患者。
2. 慎食人群：脾胃虚寒者；甲亢患者。

营养师支招

吃海带后不要马上喝浓茶、吃酸涩的水果，否则会阻碍体内铁的吸收。

海带结烧豆腐

材料：海带结 150 克，豆腐 400 克。

调料：姜丝、盐、生抽、老抽、植物油
各 5 克，葱花 10 克。

做法：

1. 把海带结泡洗干净；豆腐洗净，切
   小块。
2. 把豆腐块和海带结放入滚水中焯
   一下。
3. 锅置火上，倒入植物油烧至六成热，
   爆香姜丝和葱花。
4. 放入海带结、豆腐块，加少量水、
   剩余调料，焖熟即可。

营养分析

总热量	蛋白质	脂肪	糖类
348 千卡	34 克	15 克	20 克

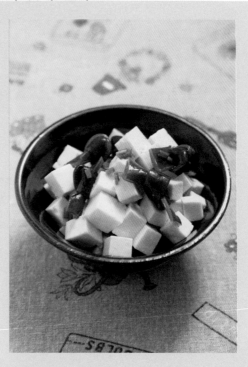

蒜泥海带丝 1人份

材料：水发海带 100 克。

调料：盐、香油各 2 克，蒜泥、香菜
末各适量。

做法：

1. 水发海带洗净，煮熟，切成细丝，
   装盘。
2. 在海带丝中加盐、蒜泥、香菜末和
   香油调味，拌匀即可。

营养分析

总热量	蛋白质	脂肪	糖类
31 千卡	1 克	0.1 克	2 克

紫菜 帮助修复胰岛细胞

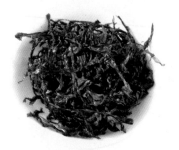

热　　量	250 千卡（干）
推荐用量	每日 5~15 克为宜

最佳食用时间

春夏秋冬　紫菜适合一年四季食用。

为什么适宜吃

控糖原理
降低空腹血糖，修复胰岛细胞

紫菜含有丰富的紫菜多糖，**能降低空腹血糖**。其所含的硒能防止胰岛 β 细胞氧化破坏，可修复胰岛细胞，降低血糖和尿糖。

对并发症的好处
利尿消肿，辅助降压

紫菜中的膳食纤维**可以保持肠道健康，加快体内有毒物质排泄**。此外，紫菜含有的甘露醇**可消除水肿，尤其适合糖尿病肾病伴有水肿的患者食用**。

控糖烹饪红绿灯

🚫 紫菜在烹调前应用清水泡发，而且要换一两次水，以免污染物质附着在紫菜上，给人体造成伤害。

搭配红绿灯

 紫菜 ＋ 鸡蛋 ✅　紫菜中含有的钙能促进人体对鸡蛋中维生素 B_{12} 的吸收。

 紫菜 ＋ 紫甘蓝 ✅　能更好地促进营养成分的吸收。

人群须知

1. 推荐人群：缺碘性甲状腺肿患者；慢性支气管炎患者；肺病初期患者。
2. 慎食人群：消化功能不好的人；腹痛便溏者；脾胃虚寒者。

营养师支招

紫菜易受潮变质，因此宜密封保存，且要置于低温干燥处。

紫菜番茄蛋花汤

材料： 番茄 100 克，紫菜 5 克，鸡蛋 1 个。

调料： 盐、香油各 2 克，醋 10 克，生抽 5 克，香菜末、葱花各适量，植物油 4 克。

做法：

1. 将番茄洗净，去皮，切成小块；紫菜泡发洗净，撕成小片；鸡蛋打散。
2. 锅置火上，倒入植物油烧至六成热，放入葱花炒香，放入番茄块翻炒一下，加生抽、盐炒匀，再加适量水，大火烧开后煮 1~2 分钟，加入紫菜，淋入蛋液，最后加入香油、香菜末即可。

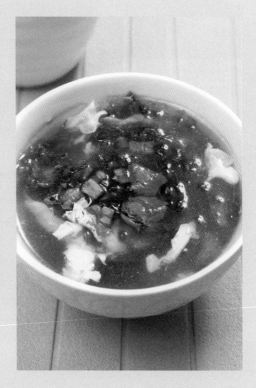

营养分析

总热量	蛋白质	脂肪	糖类
155 千卡	10 克	6 克	9 克

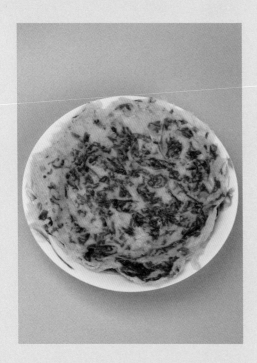

香煎紫菜饼

材料： 面粉 100 克，鸡蛋 2 个，紫菜 5 克。

调料： 盐少许，葱花适量，植物油 8 克。

做法：

1. 紫菜撕碎；面粉放碗中，磕入鸡蛋，放入盐、紫菜和葱花，加少许清水调成糊。
2. 锅中放少许底油，倒入面糊，慢慢晃动锅体使其成一个圆形饼状，两面煎至色泽金黄即可。

营养分析

总热量	蛋白质	脂肪	糖类
606 千卡	28 克	12 克	79 克

Part 2 日常饮食推荐

香菇 促进肝糖原合成，减轻糖尿病症状

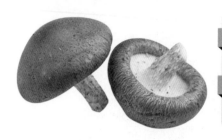

热 量	26 千卡（鲜）
推荐用量	每日 4 朵为宜

最佳食用时间

春夏秋冬 香菇适合一年四季食用。

为什么适宜吃

控糖原理
改善糖耐量，减轻糖尿病症状

香菇所含的香菇多糖能够**调节糖代谢，改善糖耐量**，促进肝糖原合成，减少肝糖原分解，减轻糖尿病症状。此外，香菇富含 B 族维生素，**也有助于平稳血糖**。

对并发症的好处
有效控制高血压病情的发展

香菇富含钾元素，糖尿病合并高血压的患者如能经常食用香菇，**不仅能很好地调控血糖，还能有效控制血压**。

控糖烹饪红绿灯

✅ 泡发干香菇的水可以沉淀去泥沙后加入菜中一起烹调，会令菜肴的味道更好，还能保留较多的营养素，对血糖的控制有益。

❌ 香菇中的很多维生素和香菇嘌呤都属于水溶性的，因此不适合长时间浸泡和长时间烹煮，以免营养流失。

搭配红绿灯

香菇 + 豆腐	✅	具有降低血液胆固醇和血压的功效。
香菇 + 木耳	✅	具有降压降脂的作用。

人群须知

1. 推荐人群：佝偻病患者；动脉硬化患者；体质虚弱者。
2. 慎食人群：脾胃寒湿气滞者。

营养师支招

购买香菇时不要挑选长得特别大的，因为这样的香菇多是用激素催肥的。

香菇木耳汤

材料： 鲜香菇、水发木耳各50克，胡萝卜20克。

调料： 鸡汤、酱油各适量，盐、姜粉各2克。

做法：

1. 将香菇洗净，去蒂，切成片；木耳泡发，洗净，撕成小朵；胡萝卜洗净，切片。
2. 锅置火上，将鸡汤倒入锅中煮沸10分钟，加入香菇片、木耳、胡萝卜片煮开，然后放入酱油、盐、姜粉调味即可。

营养分析

总热量	蛋白质	脂肪	糖类
35千卡	2克	0.3克	8克

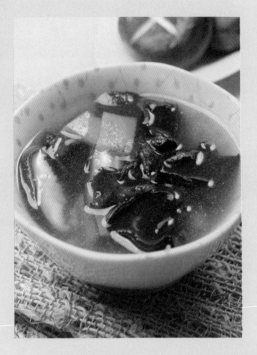

香菇烧鹌鹑蛋

材料： 水发香菇250克，鹌鹑蛋100克。

调料： 酱油、香油各5克，料酒10克，姜粉少许。

做法：

1. 香菇洗净，去蒂，切成四半，入沸水中焯熟；鹌鹑蛋煮熟，取出过凉，剥去皮。
2. 锅置火上，倒入水、鹌鹑蛋、酱油、料酒、姜粉、香菇烧沸，改小火烧入味，中火收汁，淋上香油拌匀即可。

营养分析

总热量	蛋白质	脂肪	糖类
270千卡	18克	12克	15克

苹果 维持胰岛素的功能

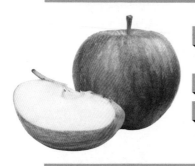

食物血糖生成指数	
36 低	
热　　量	54 千卡
推荐用量	每日 100~200 克为宜

最佳食用时间

苹果最适宜早上食用，此时食用可较多地吸收其所含的维生素。

为什么适宜吃

控糖原理
提高糖尿病患者对胰岛素的敏感性

苹果含有的铬能**提高糖尿病患者对胰岛素的敏感性**；含有的苹果酸可以稳定血糖，预防老年糖尿病。此外，苹果中的维生素 C 可**维持胰岛素的功能，调节机体血糖水平**。

对并发症的好处
清除血液中多余的胆固醇

苹果含有丰富的钾，**能与人体过剩的钠盐结合，使之排出体外，降低血压**。此外，苹果富含膳食纤维，**能够清除血液中多余的胆固醇**。

控糖烹饪红绿灯

- 🚫 不管是做蔬果汁还是入菜，苹果洗净即可，不需要去皮，带皮的苹果膳食纤维含量远高于削皮的苹果。
- 🚫 糖尿病患者在吃苹果时不要忘记计算苹果的热量（200 克苹果和 25 克主食交换），以减少主食量。

搭配红绿灯

 +

苹果　玉米

具有健脾胃、助消化的功效，有益于经常便秘的糖尿病患者。

人群须知

1. 推荐人群：一般人均可食用。
2. 慎食人群：溃疡性结肠炎患者。

营养师支招

吃苹果时宜细嚼慢咽，这样有利于消化吸收。

苹果淋点水，表皮放点盐，来回轻搓，可去掉残留农药，可带皮直接吃，有助于延缓餐后血糖上升速度，对糖尿病患者有益。但是，糖心苹果不适合血糖高的人食用。

萝卜果汁

材料：苹果 100 克，胡萝卜、芹菜梗
　　　各 30 克。

做法：

1. 胡萝卜洗净，切成小丁；苹果洗净，
去蒂除核，切成小丁；芹菜梗洗净，
切成小丁。

2. 将胡萝卜丁、苹果丁和芹菜丁放入
榨汁机中榨汁调匀即可。

营养分析

总热量	蛋白质	脂肪	糖类
73 千卡	1 克	0.3 克	18 克

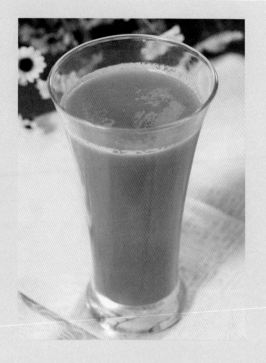

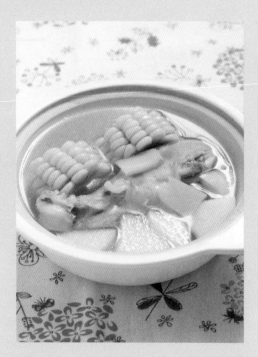

苹果玉米汤

材料：苹果、玉米、鸡腿各 100 克。

调料：姜片、盐各适量。

做法：

1. 鸡腿去皮，焯一下；苹果、玉米洗
净，苹果切块，玉米切段。

2. 锅置火上，倒入适量清水，然后放
入鸡腿、玉米、苹果和姜片，大火
煮沸，再转小火煲 40 分钟，最后
加盐调味即可。

营养分析

总热量	蛋白质	脂肪	糖类
333 千卡	24 克	11 克	38 克

橘子 延缓葡萄糖的吸收

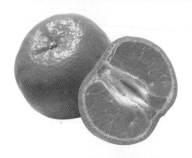

食物血糖生成指数		最佳食用时间
43 低		橘子适合秋冬季食用。
热 量	51 千卡	
推荐用量	每日 1~2 个为宜	

为什么适宜吃

控糖原理
延缓葡萄糖的吸收，维持胰岛素功能

橘子所含的膳食纤维**能延缓葡萄糖的吸收，降低机体对胰岛素的需求，延缓血糖上升速度**。

对并发症的好处
预防毛细血管渗血

橘络中含有芦丁，能使血管保持正常的弹性，**减少血管壁的渗透性和脆性，可以预防糖尿病患者发生视网膜出血**。

控糖烹饪红绿灯

✓ 橘子不但适宜生吃，还可用来做成汤羹。

搭配红绿灯

橘子 + 银耳 ✓		促进营养成分的吸收，有利于糖尿病患者控制血糖。
橘子 + 核桃 ✓		不仅能促进铁的吸收，还能延缓葡萄糖的吸收。

人群须知

1. 推荐人群：急、慢性支气管炎患者；心血管病患者；高血压患者。
2. 慎食人群：风寒咳嗽者。

营养师支招

橘子一次不宜食用过多，否则容易"上火"，促发口腔炎、牙周炎等症。

吃完橘子后一定要及时刷牙漱口，以免伤害牙釉质。

橘子炒西葫芦

材料： 西葫芦200克，橘子100克。

调料： 葱末、蒜末各5克，盐2克，植物油8克。

做法：

1. 橘子去皮剥成瓣；西葫芦去子，切成厚片。
2. 将西葫芦用开水焯一下，捞出凉凉。
3. 锅热倒油烧热，放入蒜末爆香，加入西葫芦片翻炒片刻，然后放入橘瓣，最后加盐、葱末炒匀即可。

营养分析

总热量	蛋白质	脂肪	糖类
161千卡	2克	1克	20克

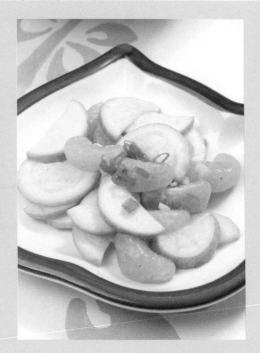

Part 2 日常饮食推荐

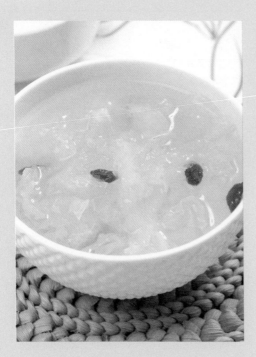

橘瓣银耳羹

材料： 橘子100克，干银耳15克，枸杞子5克。

做法：

1. 银耳用清水泡发，择洗干净，撕成小朵；橘子去皮，分瓣。
2. 锅置火上，放入银耳和适量清水，大火烧开后转小火煮至汤汁略稠，加橘子瓣、枸杞子煮2分钟即可。

营养分析

总热量	蛋白质	脂肪	糖类
103千卡	3克	0.5克	24克

柚子 减轻胰岛 β 细胞的负担

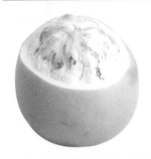

食物血糖生成指数	
25 低	
热 量	42 千卡
推荐用量	每日 50~100 克为宜

 最佳食用时间

餐后半小时食用，有助于消化。

为什么适宜吃

控糖原理
减轻胰岛 β 细胞的负担

柚子中含有的铬**可增强胰岛素活性，减轻胰岛 β 细胞的负担**。另外，柚子还能**改善烦渴多饮的症状**。

对并发症的好处
有助于降血压

柚子中含有维生素 C，**能够清除体内自由基，预防糖尿病神经病变和血管病变的发生**。此外，柚子是高钾低钠的水果，**有助于降血压**。

控糖烹饪红绿灯

✅ 葡萄柚（果肉红色）含糖量稍高于胡柚（果肉黄色），糖尿病患者最好食用胡柚。

搭配红绿灯

 + ✅

柚子　　柿子椒

二者均含有丰富的维生素 C，同食可有助于预防血管病变，还能降血压。

人群须知

1. 推荐人群：消化不良者；慢性支气管炎患者；心脑血管疾病患者。
2. 慎食人群：服药者。

营养师支招

在服用降压药期间，不要吃柚子或饮用柚子汁，否则可能产生血压骤降等严重的不良反应。

向红丁糖尿病饮食升级版

三丝拌柚块

材料：去皮柚子 200 克，香菜 10 克，红柿子椒、豆腐丝各 25 克。

调料：盐 4 克，香油 3 克。

做法：

1. 柚子肉切块；香菜择洗干净，切段；红柿子椒洗净，去蒂除子，切丝；豆腐丝洗净，切段，放入沸水中焯透，捞出，过凉，沥干水分。
2. 柚子肉、香菜段、红柿子椒丝、豆腐丝放入同一个盘中，加盐和香油拌匀即可。

营养分析

总热量	蛋白质	脂肪	糖类
172 千卡	8 克	3 克	23 克

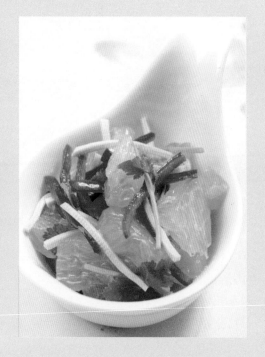

柚子哈密瓜

材料：柚子、哈密瓜各 100 克。

做法：

1. 哈密瓜洗净，纵向切开，去子，横向切成厚片，在盘中摆成空心的圆形。
2. 柚子洗净，去皮，分小瓣，放在由哈密瓜片摆成的空心圆内。
3. 牙签放在盘边，食用时用牙签插取哈密瓜片和柚子瓣即可。

营养分析

总热量	蛋白质	脂肪	糖类
76 千卡	1 克	0.3 克	17 克

Part 2 日常饮食推荐

樱桃 抗氧化，保护胰岛细胞

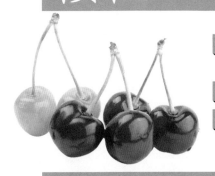

食物血糖生成指数	**最佳食用时间**
22 低	樱桃适合夏季食用，此时其营养最丰富。
热 量 46 千卡	
推荐用量 每日 10 个为宜	

为什么适宜吃

控糖原理
抗氧化，保护胰岛细胞

樱桃富含的花青素**有助于保护胰岛细胞，避免氧化损伤**。此外，樱桃是低热量、低糖的水果，**食用后不会快速升高血糖**。

对并发症的好处
降低患动脉硬化的概率

樱桃所含的维生素 C 可清除血液中的胆固醇，降低患动脉硬化的概率；樱桃所含的铁，**既可辅治缺铁性贫血，又可增强体质**。

控糖烹饪红绿灯

- 食用樱桃时要洗干净，但不要在水里泡太久，否则容易造成营养流失。
- 糖尿病患者在服药时，应避免食用樱桃，以免干扰药物的正常代谢，引起不良反应。

搭配红绿灯

樱桃	+ 香菇	具有防癌抗癌、降压降脂的功效。
樱桃	+ 牛奶	二者所含的维生素、花青素、钙等营养素，有利于糖尿病患者控制血糖和血压。

人群须知

1. 推荐人群：缺铁性贫血患者；女性；糖尿病、高血压患者。
2. 慎食人群：热病患者；虚热咳嗽者。

营养师支招

樱桃不宜多吃，因为它含有一定量的氰苷，食用过多有可能引起铁中毒或氰化物中毒。

樱桃黄瓜汁 2人份

材料：黄瓜 200 克，樱桃 100 克。

做法：

1. 黄瓜洗净，切成块；樱桃洗净，去核。
2. 将黄瓜和樱桃放入榨汁机中榨成汁即可。

营养分析

总热量	蛋白质	脂肪	糖类
78 千卡	3 克	1 克	16 克

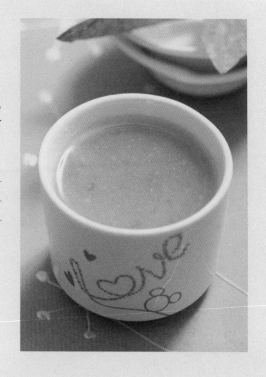

Part 2 日常饮食推荐

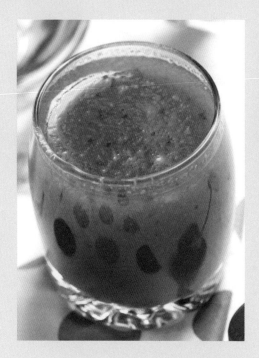

樱桃苹果汁 2人份

材料：苹果 200 克，樱桃 100 克。

做法：

1. 苹果洗净，去核，切成块；樱桃洗净，去核。
2. 将苹果和樱桃放入榨汁机中榨成汁即可。

营养分析

总热量	蛋白质	脂肪	糖类
154 千卡	2 克	1 克	37 克

草莓　降低葡萄糖的吸收速度

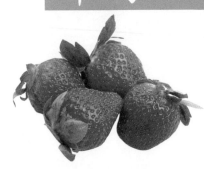

热　量	32 千卡
推荐用量	每日 100 克为宜

最佳食用时间

草莓适合初夏食用，此时其营养最丰富。

为什么适宜吃

控糖原理
降低葡萄糖的吸收速度

　　草莓的热量较低，且含有丰富的膳食纤维，能够降低葡萄糖的吸收速度，不会引起血糖的剧烈波动。

对并发症的好处
辅治糖尿病引起的眼部病变和高血压

　　草莓中的胡萝卜素能转化为维生素 A，可**防治糖尿病引起的眼部病变**。草莓中的膳食纤维**可以润肠通便**，有助于防治糖尿病合并高血压。

搭配红绿灯

草莓 ＋ 酸奶　草莓富含维生素C和膳食纤维，酸奶富含优质蛋白质和钙，两者搭配，营养上互相补充。

 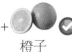
草莓 ＋ 橙子　二者均含有丰富的膳食纤维和维生素，有利于血糖稳定。

草莓 ＋ 燕麦　促进铁的吸收，且不会增加胰岛的负担。

人群须知

1. 推荐人群：风热咳嗽、咽喉肿痛者；癌症患者。
2. 慎食人群：痰湿内盛者；尿路结石患者。

营养师支招

　　不要食用畸形草莓，这种草莓往往是在种植过程中滥用激素造成的，长期大量食用这样的草莓，有可能损害人体健康。

草莓柚奶

材料：去皮柚子、酸奶各 100 克，草莓 50 克。

做法：

1. 去皮柚子切成小块；草莓去蒂，洗净。
2. 将柚子块和草莓放入榨汁机中，加入酸奶，搅打成汁，倒入杯中即可。

营养分析

总热量	蛋白质	脂肪	糖类
130 千卡	4 克	3 克	22 克

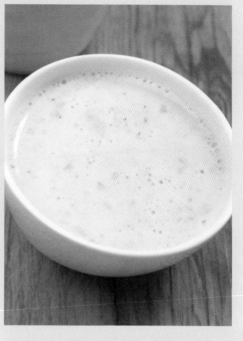

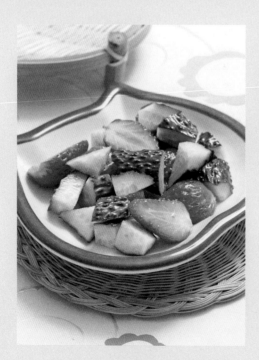

草莓拌黄瓜

材料：草莓 150 克，黄瓜 100 克。

调料：盐 3 克，香油 2 克。

做法：

1. 草莓洗净、去蒂，对半切开；黄瓜洗净，切块。
2. 取碗加盐、香油调成调味汁。
3. 取盘放入草莓、黄瓜块，加调味汁拌匀即可。

营养分析

总热量	蛋白质	脂肪	糖类
82 千卡	2 克	1 克	14 克

山楂 预防糖尿病血管并发症

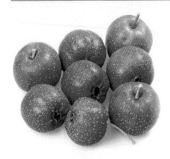

热　量	102 千卡
推荐用量	每日 3~4 个为宜

最佳食用时间

饭后食用山楂有助于消化。

为什么适宜吃

控糖原理
增加肝糖原储备，促进胰岛素分泌

　　山楂中的山楂酸可**对抗肾上腺素、葡萄糖引起的血糖升高，可增加肝糖原储备。**其所含的钙和胡萝卜素**能够促进胰岛素的正常分泌，使血糖维持正常水平。**

对并发症的好处
辅治心脑血管疾病

　　山楂含有的山楂酸、柠檬酸能**利尿、扩张血管，起到辅助降血压的作用。**此外，山楂还能**降低血清胆固醇及甘油三酯，辅治心脑血管疾病。**

控糖烹饪红绿灯

❌ 山楂有促进子宫收缩的作用，孕早期不宜多吃，否则会刺激子宫收缩，可能会诱发流产。

搭配红绿灯

山楂　＋　牛肉　✅　促进铁的吸收，山楂还能使牛肉软烂易消化，适合肠胃功能较弱的糖尿病患者食用。

山楂　＋　豆腐　✅　促进矿物质的吸收。

人群须知

1. 推荐人群：消化不良者；高血压、血脂异常患者；跌打损伤者。
2. 慎食人群：脾胃虚弱者，溃疡患者。

营养师支招

　　山楂不能空腹吃，否则易加重饥饿感，有可能引起胃疼。

山楂炖牛肉 3人份

材料：山楂 100 克，牛瘦肉 250 克。

调料：葱花、花椒粉、盐各适量，植物油 5 克。

做法：

1. 山楂洗净，去子和蒂；牛瘦肉洗净，切块，放入开水中焯去血水。
2. 锅内倒入植物油烧至七成热，下葱花、花椒粉炒出香味，放入牛肉块翻炒均匀。
3. 倒入开水和山楂，用小火炖熟，用盐调味即可。

营养分析

总热量	蛋白质	脂肪	糖类
460 千卡	50 克	11 克	30 克

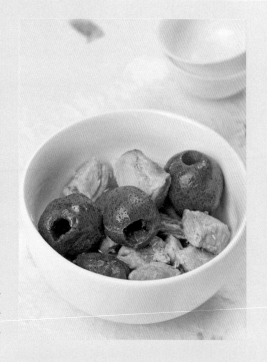

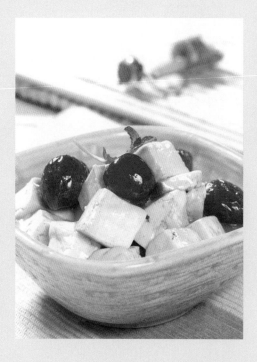

山楂烧豆腐 2人份

材料：鲜山楂 50 克，豆腐 400 克。

调料：葱花、姜末各 10 克，盐 3 克，植物油 10 克。

做法：

1. 山楂用清水浸泡 5 分钟，洗净，去蒂除核，切小块；豆腐洗净，切小块。
2. 锅置火上，倒油烧至七成热，炒香葱花、姜末，放入豆腐块翻炒均匀，加少量清水大火烧开，转小火烧 5 分钟，下入山楂略炒，加盐调味即可。

营养分析

总热量	蛋白质	脂肪	糖类
469 千卡	33 克	15 克	29 克

猕猴桃 调节糖代谢

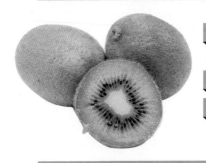

食物血糖生成指数	
52 低	
热 量	61 千卡
推荐用量	每日 100 克为宜

最佳食用时间

用餐前后1小时食用最佳。

为什么适宜吃

控糖原理
调节糖代谢

猕猴桃中的肌醇是天然糖醇类物质，**对糖代谢有调节作用**。此外，猕猴桃富含维生素C，**有助于保护胰岛细胞**。

对并发症的好处
改善血液流动，阻止血栓的形成

猕猴桃富含抗氧化剂叶黄素，**具有降血压的作用**。此外，猕猴桃含精氨酸，**能改善血液流动，阻止血栓的形成**。

控糖烹饪红绿灯

✅ 可以直接吃，也与其他食材搭配食用。做沙拉、榨蔬果汁、做无糖蛋糕或饼干等。

搭配红绿灯

猕猴桃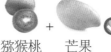
+ 芒果 ✅

促进铁的吸收，而且两者均富含维生素C，有助于平稳血糖。

人群须知

1. 推荐人群：情绪低落者；常吃烧烤者；癌症患者；高血压、冠心病患者。
2. 慎食人群：脾胃虚寒者；尿频者。

营养师支招

有些儿童食用猕猴桃会引起过敏反应，食用前应注意。

猕猴桃杏汁

材料：猕猴桃 200 克，杏 50 克。

做法：

1. 将猕猴桃洗净，去皮，切小丁；杏洗净，去核，切小丁。
2. 将猕猴桃丁和杏肉丁一同放入榨汁机中榨汁，倒入杯中饮用即可。

营养分析

总热量	蛋白质	脂肪	糖类
141 千卡	2 克	1 克	34 克

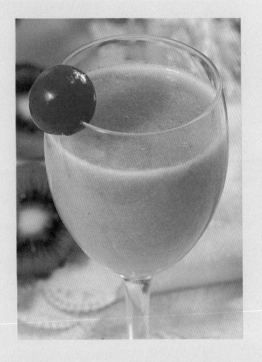

鸡蛋水果沙拉

材料：猕猴桃 100 克，芒果 50 克，鸡蛋 1 个，葡萄干 10 克，原味酸奶适量。

做法：

1. 鸡蛋煮熟，去壳，切成小块；猕猴桃洗净，去皮，切丁；芒果洗净，去核，切丁。
2. 取盘，放入鸡蛋丁、猕猴桃丁、芒果丁。
3. 将原味酸奶淋在水果丁上拌匀即可。

营养分析

总热量	蛋白质	脂肪	糖类
199 千卡	13 克	6 克	25 克

鸡肉　增强肌肉和脂肪细胞对葡萄糖的利用

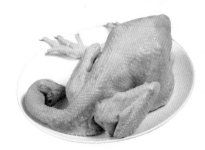

热　量	167 千卡
推荐用量	每日 40~75 克为宜

最佳食用时间

鸡肉冬、春季食用最佳。

为什么适宜吃

控糖原理
提高胰岛素原的转化

鸡肉含有丰富的锌元素，可**增强胰岛素原的转化**。此外，鸡肉含有丰富的优质蛋白质，**是糖尿病患者摄取蛋白质的重要来源**。

对并发症的好处
避免并发微血管病变

鸡胸肉富含 B 族维生素，可以**避免并发微血管病变**，且具有**保护神经系统的作用**。

控糖烹饪红绿灯

✔ 鸡皮和鸡肉的薄膜，不仅能保持肉质水分，也可防止脂肪的外溢。因此，应在烹饪后再将鸡皮去掉，这样可减少脂肪摄入，有利于糖尿病并发血脂异常患者控制血糖。

搭配红绿灯

 鸡肉 + 豌豆　✔　有利于蛋白质的吸收，可为糖尿病患者提供优质蛋白质。

 鸡肉 + 香菇　✔　具有暖胃益气的功效，适合肥胖型糖尿病患者食用。

人群须知

1. 推荐人群：心脑血管病患者；腰酸膝软、耳鸣耳聋者；面色萎黄者；产后少乳者。
2. 慎食人群：感冒发热者；高血压引起头晕、头痛者。

营养师支招

鸡胸肉所含脂肪和热量低于鸡腿肉，去皮的鸡腿肉所含脂肪量低于牛肉、羊肉。

香菇蒸鸡 3人份

材料：鸡肉 250 克，水发香菇 100 克。

调料：香油 4 克，料酒、酱油各 10 克，盐 2 克，葱丝、姜丝、清汤各适量。

做法：

1. 将鸡肉洗净，切成长片；水发香菇洗净，切成丝。
2. 将鸡片、香菇丝放入碗内，加入酱油、盐、葱丝、姜丝、料酒、清汤抓匀，上笼蒸熟，取出后用筷子拨开推入平盘，淋上香油即可。

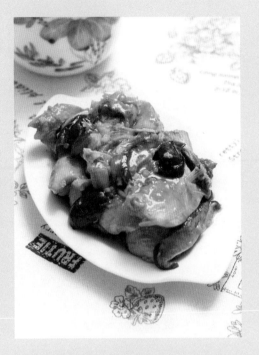

营养分析

总热量	蛋白质	脂肪	糖类
486 千卡	51 克	24 克	9 克

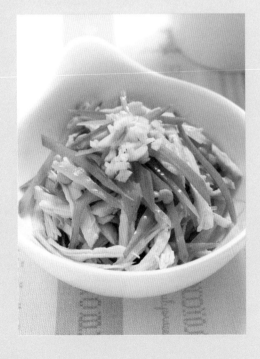

荷兰豆拌鸡丝 2人份

材料：鸡胸肉 150 克，荷兰豆 100 克。

调料：蒜蓉 10 克，盐 2 克，香油 3 克。

做法：

1. 将鸡胸肉冲洗干净，煮熟冷却，撕成细丝，用盐水浸泡半小时，捞出沥干水分；荷兰豆洗净切丝，放入沸水中焯一下。
2. 将鸡丝、荷兰豆放入盘中，再放入蒜蓉、盐、香油拌匀即可。

营养分析

总热量	蛋白质	脂肪	糖类
308 千卡	31 克	14 克	7 克

牛肉 提高胰岛素原转化为胰岛素的能力

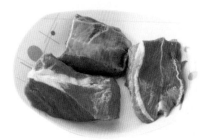

热 量	125 千卡
推荐用量	每日 40~75 克为宜

最佳食用时间

牛肉具有增强体质、御寒的功效，适合秋、冬季食用。

为什么适宜吃

控糖原理
提高肌肉和脂肪细胞对葡萄糖的利用

牛肉中的锌元素会**提高胰岛素原转化为胰岛素的能力，提高肌肉和脂肪细胞对葡萄糖的利用，降低血糖浓度。**

对并发症的好处
预防心血管并发症

牛肉中的亚油酸**具有降血脂、促进微循环的作用，可预防或减少心血管病的发病率，**帮助糖尿病患者预防并发慢性疾病。

控糖烹饪红绿灯

- 清洗牛肉时不要放在水中浸泡，应用流动的水冲洗，再将水分沥干。
- 牛肉不易煮烂，烹饪时放一个山楂或几块橘皮，能使其更易软烂。

搭配红绿灯

 + ✅ 有助于补肺强体。

牛肉　　白萝卜

 +  ✅ 增强体力，有助于糖尿病患者预防便秘。

牛肉　　油菜

人群须知

1. 推荐人群：重体力劳动者或运动员；缺铁性贫血患者；病后需要调养者。
2. 慎食人群：肾病患者。

营养师支招

一周吃一次牛肉即可，不可食用太多。

萝卜烧牛肉

材料: 白萝卜、牛肉各100克,胡萝卜、板栗各50克。

调料: 葱段、姜片各5克,酱油、料酒、盐各适量,植物油10克。

做法:

1. 将白萝卜和胡萝卜洗净,切成块;牛肉洗净,切块;板栗去壳取肉。
2. 将牛肉放入凉水锅中煮至七成熟,捞出。
3. 锅烧热放油,将葱段、姜片爆香,放牛肉块、白开水、酱油、料酒,用大火烧开,然后放入白萝卜块、胡萝卜块、板栗,烧至变软后收汁即可。

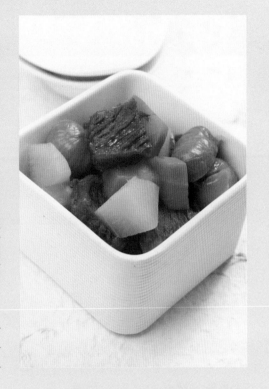

营养分析

总热量	蛋白质	脂肪	糖类
368 千卡	24 克	5 克	35 克

洋葱炒牛肉

材料: 牛肉250克,洋葱200克。

调料: 植物油、酱油、料酒各10克,盐2克。

做法:

1. 将牛肉洗净,逆纹切片,用少许盐、酱油、料酒腌10分钟,放入水中焯一下;洋葱洗净,切成丝。
2. 锅置火上,倒入植物油,放入洋葱丝,翻炒片刻,然后倒入焯好的牛肉片,继续翻炒,加盐炒匀即可。

营养分析

总热量	蛋白质	脂肪	糖类
483 千卡	52 克	11 克	23 克

鸭肉 补充2型糖尿病消耗的B族维生素

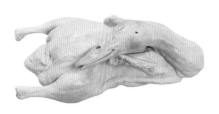

热　量	240 千卡
推荐用量	每日 40~75 克为宜

最佳食用时间

夏

鸭肉夏季食用，既可补充过度消耗的营养，又可消除暑热给人体带来的不适。

为什么适宜吃

控糖原理
补充因胰岛素抵抗消耗的B族维生素

鸭肉能**补充2型糖尿病患者因胰岛素抵抗消耗的B族维生素**。此外，鸭肉中含有的锌能**使肌肉和脂肪细胞对葡萄糖的利用大大增强**，平稳血糖。

对并发症的好处
辅治动脉硬化等心血管病

鸭肉所含的B族维生素和维生素E**对心肌梗死等心脏病患者有保护作用**。此外，鸭肉的脂肪含量低，且多为不饱和脂肪酸，**可预防糖尿病并发心血管疾病**。

控糖烹饪红绿灯

🔵 鸭肉在烹调前用醋浸泡半小时，或者切除鸭屁股后用清水浸泡3小时，可有效去除腥味。

搭配红绿灯

 +   有软化血管、降血压的作用。

鸭肉　　海带

 +   具有降低胆固醇、滋补身体的功效。

鸭肉　　莲藕

人群须知

1. 推荐人群：体质虚弱者；食欲缺乏者；发热、水肿者；咽干口渴者。
2. 慎食人群：阳虚体弱者；腹痛、大便泄泻者。

营养师支招

不应常食烟熏和炭烤的鸭肉，因其加工后可产生苯并芘物质，有致癌作用。

鸭肉拌黄瓜

材料：鸭肉 100 克，黄瓜 200 克。

调料：蒜末、盐各适量，香油 3 克。

做法：

1. 鸭肉洗净，煮熟，撕成丝；黄瓜洗净，切成丝。
2. 取盘，放入鸭肉丝和黄瓜丝，加盐、蒜末和香油拌匀即可。

营养分析

总热量	蛋白质	脂肪	糖类
299 千卡	17 克	20 克	6 克

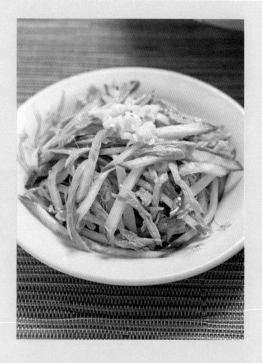

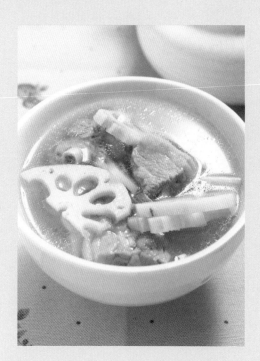

莲藕鸭肉汤 2人份

材料：鸭肉 150 克，莲藕 100 克

调料：姜片、葱段各适量，盐 2 克。

做法：

1. 鸭肉洗净，斩小块，焯一下；莲藕洗净，去掉外皮，切成片。
2. 锅置火上，倒入适量清水，放入鸭肉块、莲藕片、姜片、葱段，大火烧开，转小火再煲 2 小时，撇去浮油，加盐调味即可。

营养分析

总热量	蛋白质	脂肪	糖类
433 千卡	25 克	30 克	17 克

兔肉 防止负氮平衡，延缓血糖升高

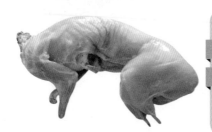

热 量	102 千卡
推荐用量	每日 40~75 克为宜

最佳食用时间

兔肉性凉，具有健脾补中、凉血解毒的功效，适合夏天食用。

为什么适宜吃

控糖原理
补充蛋白质，减轻胰岛负担

兔肉富含优质蛋白质，可**为糖尿病患者补充因糖异生而消耗的蛋白质，减轻胰岛负担，防止负氮平衡**，而且不易引起血糖升高。

对并发症的好处
能够降低血液黏度及胆固醇

兔肉含有的卵磷脂**可以保护血管，预防动脉硬化，还可预防血栓的形成**。此外，兔肉中不饱和脂肪酸**能够降低血液黏度及胆固醇**。

控糖烹饪红绿灯

- ✓ 将兔肉放入盆中加入适量盐反复搅拌 3~5 分钟，再放在水中清洗干净，然后下入沸水中，捞出就可以去除腥味。

- ✓ 兔肉顺着纹路切，加热后才能保持菜肴的形态，肉味更加鲜嫩。若切法不当，兔肉加热后会变成粒屑状，而且不易煮烂，还会增加血糖升高的速度。

搭配红绿灯

兔肉	+ 大蒜	✓ 提高维生素 B_1 的吸收率，有助于糖尿病患者维持微血管健康。
兔肉	+ 黑芝麻	✓ 预防糖尿病并发高血压、心脑血管疾病。

人群须知

1. 推荐人群：肥胖者；肝病患者；心血管病患者。
2. 慎食人群：脾胃虚寒者。

营养师支招

兔肉肉质细嫩，比其他肉类更易消化吸收。

芝麻兔肉 3人份

材料：兔肉400克，黑芝麻15克。

调料：葱段、姜片各5克，香油、盐
各3克。

做法：

1. 黑芝麻洗净，炒香备用；兔肉去皮，
洗净，放入锅内，加适量水烧开，
放入葱段、姜片，焯去血水，撇沫
后将兔肉捞出。

2. 锅内再放入清水，放兔肉用小火煮
1小时，捞出凉凉，剁成块，装盘。

3. 碗内放香油、盐调匀，边搅边将黑
芝麻放入，然后浇在兔肉上即可。

营养分析

总热量	蛋白质	脂肪	糖类
519千卡	82克	16克	7克

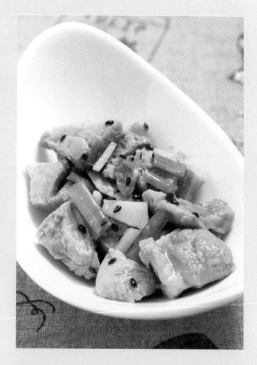

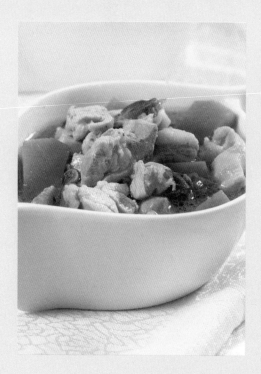

兔肉炖南瓜 2人份

材料：南瓜250克，兔肉150克。

调料：葱花5克，盐2克，植物油10克。

做法：

1. 南瓜去皮除子，洗净，切块；兔肉
洗净，切块。

2. 炒锅置火上，倒入植物油烧至七成
热，加葱花炒香，放入兔肉块翻炒
至肉色变白。

3. 倒入南瓜块翻炒均匀，加适量清水
炖至兔肉块和南瓜块熟透，用盐调
味即可。

营养分析

总热量	蛋白质	脂肪	糖类
301千卡	31克	4克	15克

牡蛎 预防和辅助治疗糖尿病周围神经病变

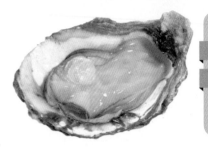

热　量	73 千卡
推荐用量	每日 40~75 克为宜

最佳食用时间

冬至到清明时期牡蛎肉最是肥美硕大，营养价值较高。

为什么适宜吃

控糖原理
减轻胰岛负担

牡蛎中的牛磺酸可**增强胰岛素促进肝糖原转化的作用**，从而**减轻胰岛负担**，对糖尿病患者十分有益。

对并发症的好处
预防脑卒中

牡蛎含有丰富的 B 族维生素，有利于**维护神经系统的健康，可预防和辅助治疗糖尿病周围神经病变**。此外，还能**预防脑卒中**。

控糖烹饪红绿灯

- ✅ 在烹调牡蛎时加入少许白葡萄酒就可以去腥，或者加入适量的姜末，这两种方法还可增强牡蛎的控糖功效。
- ✅ 牡蛎肉中的泥沙较多，烹调前宜逐个放在水龙头下直接冲洗。

搭配红绿灯

牡蛎 + 鸡蛋	✅	能更好地发挥牡蛎的营养作用。
牡蛎 + 牛奶	✅	促进钙的吸收，避免糖尿病患者并发骨质疏松。

人群须知

1. 推荐人群：阴虚火旺者；心神不安者；癌症患者。
2. 慎食人群：体虚而寒者。

营养师支招

生吃牡蛎可引发腹泻等食物中毒症状，因此要经烹饪煮熟后才可以安全食用。

海带牡蛎汤

材料： 水发海带150克，去壳牡蛎50克。

调料： 姜丝、葱段各5克，盐、香油各3克，醋10克，高汤适量。

做法：

1. 水发海带洗净，切成条；牡蛎洗净泥沙。
2. 砂锅中放入海带、姜丝、葱段，加入高汤、少许醋烧沸，改小火将海带煲至熟烂，下入牡蛎煮沸，最后加盐调味，淋上香油即可。

营养分析

总热量	蛋白质	脂肪	糖类
83千卡	4克	1克	7克

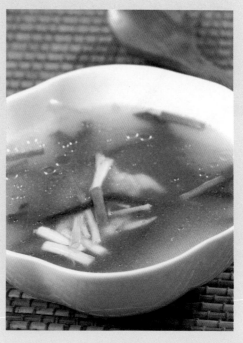

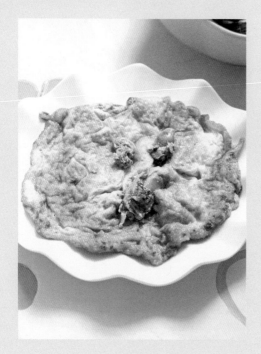

牡蛎煎蛋 （1人份）

材料： 去壳牡蛎50克，鸡蛋1个。

调料： 葱花、花椒粉各适量，盐2克，植物油5克。

做法：

1. 牡蛎洗净；鸡蛋洗净，磕入碗内，打散，放入牡蛎、葱花、花椒粉、盐，搅拌均匀。
2. 锅置火上，倒入适量植物油，待油温烧至六成热，淋入蛋液煎至两面金黄即可。

营养分析

总热量	蛋白质	脂肪	糖类
168千卡	11克	6克	6克

Part 2 日常饮食推荐

147

鳝鱼 具有双向调节血糖的作用

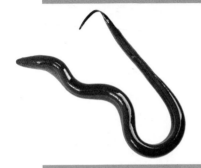

热量	89 千卡
推荐用量	每日 40~75 克为宜

最佳食用时间

鳝鱼具有冬病夏治的功效，更适合夏季食用。

为什么适宜吃

控糖原理
具有双向调节血糖的生理作用

鳝鱼中含有鳝鱼素，**具有双向调节血糖的生理作用**，同时有类胰岛素样作用，可辅助治疗糖尿病。

对并发症的好处
预防糖尿病性眼病

鳝鱼中含有丰富的维生素 A，**具有保护视力、预防糖尿病并发眼病的作用**。

控糖烹饪红绿灯

◑ 鳝鱼在烹调前用盐轻轻搓洗可去除表面的黏液，或用料酒或黄酒腌渍半小时左右，可以去除鳝鱼的腥味。

搭配红绿灯

 + ✅ 开胃促食，调脂控糖。

鳝鱼　柿子椒

 + ✅ 促进营养成分的吸收，有利于调控血糖。

鳝鱼　木瓜

人群须知

1. 推荐人群：病后体虚、身体羸弱者；营养不良者；失眠者；头晕目眩者。
2. 慎食人群：瘙痒性皮肤病者；红斑狼疮患者。

营养师支招

鳝鱼宜现杀现烹，因为其死后体内的组氨酸很快就会转化为有毒物质组胺。

韭菜炒鳝鱼丝

材料：韭菜 150 克，活鳝鱼 200 克。

调料：蒜末、姜丝各 5 克，盐 4 克，植物油 10 克。

做法：

1. 鳝鱼宰杀好，去除内脏，冲洗干净，取肉，切丝；韭菜择洗干净，切段。
2. 炒锅置火上，倒入植物油烧至五成热，放入鳝鱼丝煸熟，加蒜末、姜丝炒香。
3. 放入韭菜段炒 1 分钟，用盐调味即可。

营养分析

总热量	蛋白质	脂肪	糖类
312 千卡	40 克	3 克	9 克

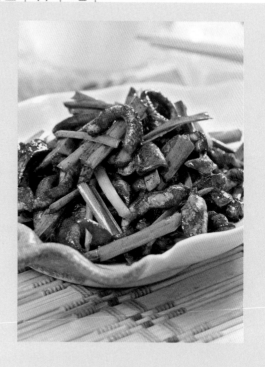

Part 2 日常饮食推荐

椒香鳝鱼 2人份

材料：鳝鱼 200 克，青柿子椒、红柿子椒各 50 克。

调料：花椒粉 3 克，酱油 8 克，盐 2 克，葱花、蒜片、姜片各 5 克，植物油 10 克。

做法：

1. 鳝鱼宰杀好，去除内脏，冲洗干净，切丝；柿子椒洗净，切丝。
2. 炒锅放植物油烧热，放入鳝鱼丝爆炒，下葱花、蒜片、姜片、花椒粉炒出香味，淋入酱油，加适量水炖熟，放柿子椒丝炒熟，用盐调味即可。

营养分析

总热量	蛋白质	脂肪	糖类
295 千卡	37 克	3 克	8 克

泥鳅 保护胰岛β细胞免受自由基的损害

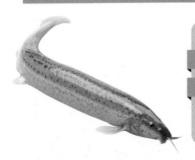

热量	96 千卡
推荐用量	每日 40~75 克为宜

最佳食用时间

泥鳅适合秋天食用，此时其营养价值最高。

为什么适宜吃

控糖原理
保护胰岛β细胞免受自由基的损害

泥鳅含有的不饱和脂肪酸**有较强的抗氧化作用，能够保护胰岛β细胞免受自由基的损害**。

对并发症的好处
阻断糖尿病酮症酸中毒

泥鳅含有丰富的钙、磷、锌、硒等矿物质，**能有效阻断糖尿病酮症酸中毒和高渗综合征的发生、发展**。

控糖烹饪红绿灯

✅ 烹饪前在水里放点葱或辣椒浸泡泥鳅，可以使泥鳅将泥沙吐干净。

搭配红绿灯

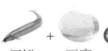
泥鳅 ＋ 豆腐 ✅

具有补肾益气的功效，有助于预防糖尿病并发肾病。

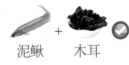
泥鳅 ＋ 木耳 ✅

有补气养血、强健身体的作用，可增强糖尿病患者的抗病能力。

人群须知

1. 推荐人群：心脑血管疾病患者；身体虚弱者；营养不良者。
2. 慎食人群：服用补钾药物的人。

营养师支招

服用螺内酯、氨苯蝶啶以及补钾药物时不宜食用泥鳅，因为泥鳅含钾量较高，如果在服用以上药物时再大量吃泥鳅，可能导致高钾血症。

泥鳅炖豆腐

材料：泥鳅 250 克，豆腐 150 克。

调料：葱段、姜片各 5 克，盐 3 克，植物油 10 克。

做法：

1. 买回泥鳅后放在清水中养两天，中途换水数次，让泥鳅吐尽泥沙，然后去内脏、处理干净；豆腐冲洗一下，切成小块。

2. 锅置火上，倒入植物油烧热，放入泥鳅翻炒，倒入适量清水，放入豆腐块、葱段、姜片，大火煮开后转小火煮至汤色发白，加少许盐调味即可。

营养分析

总热量	蛋白质	脂肪	糖类
453 千卡	57 克	11 克	11 克

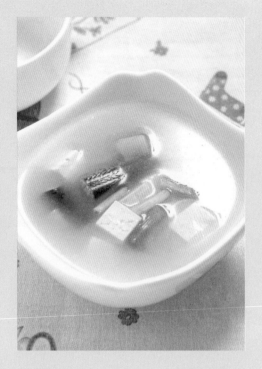

黄芪泥鳅瘦肉汤

材料：泥鳅 200 克，猪瘦肉 100 克，黄芪 15 克。

调料：姜片 10 克，盐 2 克。

做法：

1. 将黄芪洗净；猪瘦肉切片，放入沸水中煮 1 分钟；泥鳅用沸水烫一下，用清水冲洗，去除内脏，洗净。

2. 在汤煲内加入适量清水烧沸，放入泥鳅、瘦肉片、姜片、黄芪，大火烧开，转小火继续煲 1 小时，最后加盐调味即可。

营养分析

总热量	蛋白质	脂肪	糖类
335 千卡	56 克	10 克	5 克

鳕鱼 对心血管系统有很好的保护作用

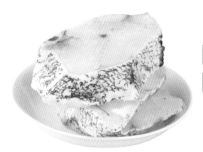

热　量	88 千卡
推荐用量	每日 40~75 克为宜

最佳食用时间

鳕鱼适合一年四季食用。

为什么适宜吃

控糖原理
提高胰岛素的敏感性

鳕鱼含有的 ω-3 脂肪酸**能提高胰岛素的敏感性**，使血液中的血糖可以顺利地进入到细胞内而得以利用，**从而降低血糖水平**。

对并发症的好处
对心血管系统有很好的保护作用

鳕鱼富含 EPA 和 DHA，能够**降低血液中的总胆固醇、甘油三酯和低密度脂蛋白的含量**，对心血管系统有很好的保护作用。

控糖烹饪红绿灯

✅ 烹饪鳕鱼时加点绿茶，不仅能去除腥味使鱼肉更加鲜美，且有益于糖尿病患者控糖。

搭配红绿灯

 + ✅ 补钙、补蛋白质，预防糖尿病并发骨质疏松。

鳕鱼　豆腐

 + ✅ 保护糖尿病患者的心脑血管系统。

鳕鱼　草菇

人群须知

1. 推荐人群：正在生长发育的青少年及儿童；心脑血管疾病患者；动脉硬化患者。
2. 慎食人群：痛风患者。

营养师支招

鳕鱼的鱼皮中含大量的嘌呤，因此痛风患者和尿酸过高者不宜食用鳕鱼皮。

清蒸鳕鱼

材料： 鳕鱼 250 克。

调料： 香菜末、葱丝、红椒丝、姜丝各 5 克，盐 2 克，料酒、酱油、植物油各 10 克，水淀粉适量。

做法：

1. 鳕鱼收拾干净，切段，加盐、料酒、酱油腌 40 分钟。

2. 取盘，放入鳕鱼段，上蒸锅蒸 15 分钟，取出。

3. 炒锅倒入植物油烧至七成热，下葱丝、红椒丝、姜丝炒出香味，淋入蒸鱼盘内的汤汁，用水淀粉勾芡后浇在鳕鱼块上，撒上香菜末即可。

营养分析

总热量	蛋白质	脂肪	糖类
310 千卡	51 克	1 克	1 克

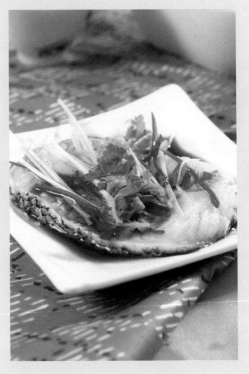

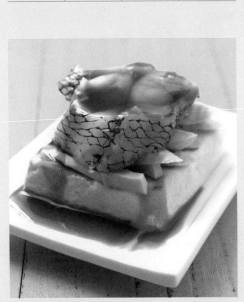

营养分析

总热量	蛋白质	脂肪	糖类
679 千卡	90 克	13 克	21 克

鳕鱼蒸豆腐 3人份

材料： 鳕鱼 300 克，豆腐 400 克，冬笋 100 克。

调料： 蒸鱼豉油、蚝油各 10 克，植物油 5 克，葱段、姜片、蒜片、水淀粉、盐各适量。

做法：

1. 鳕鱼自然解冻，抹干表面水分；冬笋切薄片；汤锅加水后放入豆腐，加盐煮开，水开后 5 分钟关火，捞出过凉。

2. 豆腐横切两半放盘底，上面铺上笋片，再放鳕鱼；蒸锅内水开后，把盘入锅蒸 8 分钟即可。

3. 锅内放入植物油烧热，爆香葱段、姜片、蒜片，加蒸鱼豉油、蚝油，转小火熬 1 分钟，加水淀粉勾芡，去掉葱姜蒜只留汤汁，浇在鳕鱼上即可。

鲫鱼 促进胰岛素正常分泌

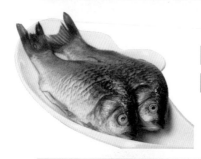

热　量	108 千卡
推荐用量	每日 40~75 克为宜

最佳食用时间

鲫鱼有润燥滋补的作用，更适合秋冬食用。

为什么适宜吃

控糖原理
促进胰岛素正常分泌，降低血糖和尿糖

　　鲫鱼中的钙、镁、锌、硒等矿物质能够**促使胰岛素正常分泌，降低血糖和尿糖**。

对并发症的好处
是心脑血管疾病患者的良好蛋白质来源

　　鲫鱼富含优质蛋白质，且热量不高，**是心脑血管疾病患者的良好蛋白质来源**。糖尿病患者经常食用可增强其抗病能力。

控糖烹饪红绿灯

✅ 将鲫鱼去鳞剖腹洗净后，放入盆中倒一些黄酒或料酒，能去除鱼腥味，并能使鱼肉更鲜美。

搭配红绿灯

 鲫鱼 + 木耳 ✅ 润肠通便，预防糖尿病并发慢性并发症。

鲫鱼 + 香菇 ✅ 增强机体免疫功能，有助于平稳血糖。

人群须知

1. 推荐人群：慢性肾炎水肿患者；营养不良性浮肿者；产后少乳者；脾胃虚弱、食欲不振者。
2. 慎食人群：感冒发热者。

营养师支招

　　鲫鱼子含胆固醇和嘌呤较高，血脂异常、痛风患者不宜多吃。

清炖鲫鱼 3人份

材料：鲫鱼1条（约250克），鲜香菇20克。

调料：料酒、葱段、香菜段、植物油各10克，姜片5克，盐、胡椒粉各少许。

做法：

1. 将鲫鱼洗净，鱼身划几刀；香菇洗净，去蒂，一开为二。
2. 将鲫鱼入热水中焯一下，加少许料酒，待锅中浮沫变多时捞出。
3. 锅置火上，倒入植物油烧至六成热，加入适量清水，放入鲫鱼，加入葱段、姜片和香菇，烹入料酒煮半小时，最后加入盐和胡椒粉，撒上香菜段即可。

营养分析

总热量	蛋白质	脂肪	糖类
365 千卡	43 克	7 克	11 克

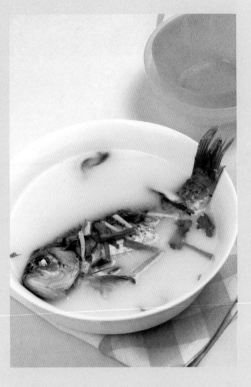

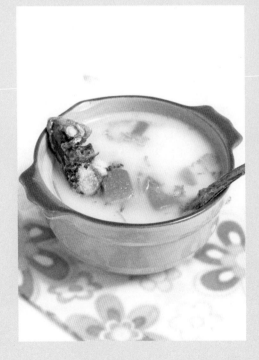

鲫鱼木瓜汤 3人份

材料：鲫鱼1条（约250克），木瓜100克。

调料：香菜末、葱花、姜丝各5克，盐2克，料酒10克，植物油4克。

做法：

1. 鲫鱼去鳞、除鳃和内脏，洗净，加料酒腌渍10分钟；木瓜洗净，去皮除子，切块。
2. 锅置火上，倒入植物油，待油烧至五成热，放入鲫鱼煎至鱼肉变白。
3. 加葱花、姜丝和适量清水大火烧沸，转小火煮20分钟，放入木瓜块煮熟，用盐调味，撒上香菜末即可。

营养分析

总热量	蛋白质	脂肪	糖类
335 千卡	43 克	7 克	15 克

大蒜 防止胰岛β细胞氧化破坏

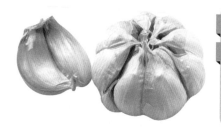

热　量	128 千卡
推荐用量	每日生蒜2~3瓣（8~10克），熟蒜3~4瓣（10~12克）为宜。

最佳食用时间

春夏秋冬　大蒜适合一年四季食用。

为什么适宜吃

控糖原理
修复胰岛细胞

　　大蒜中富含的硒是微量元素中的胰岛素，它能**防止胰岛β细胞被氧化破坏，修复胰岛细胞，降低血糖和尿糖**。

对并发症的好处
抑制血栓的形成和预防动脉硬化

　　大蒜可**防止心脑血管中的脂肪沉积，抑制血小板的聚集，调节血压**，增加血管的通透性，从而**抑制血栓的形成和预防动脉硬化**。

控糖烹饪红绿灯

- 大蒜素怕热，遇热后会很快分解，降低其杀菌作用。
- 将大蒜捣成泥食用，更有利于营养物质的吸收，增强其控糖功效。

搭配红绿灯

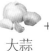 +
大蒜　　豆腐　　促进葡萄糖的吸收利用。

 +
大蒜　　猪肉　　延长维生素 B_1 在体内的停留时间，有利于糖尿病患者的微血管健康。

人群须知

1. 推荐人群：癌症患者；易疲乏者；抽烟酗酒者。
2. 慎食人群：胃溃疡患者；头痛、咳嗽、牙疼者。

营养师支招

　　大蒜不宜过量食用，否则会上火、耗血，影响视力。

蒜香海带 **1人份**

材料：海带100克，大蒜10克，熟黑
　　　芝麻5克。

调料：姜片5克，盐3克，香油2克，
　　　酱油、醋各8克。

做法：

1. 将大蒜和姜片分别磨成泥，备用；海
   带洗净后用沸水煮熟，沥干，切条。

2. 海带加蒜泥和姜泥，再浇上酱油、
   醋、香油、盐和黑芝麻，搅拌均匀
   即可。

营养分析

总热量	蛋白质	脂肪	糖类
72 千卡	3 克	2 克	6 克

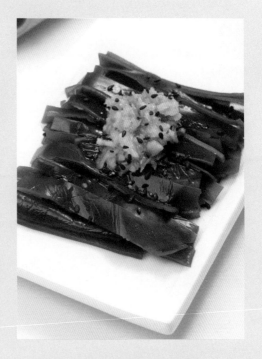

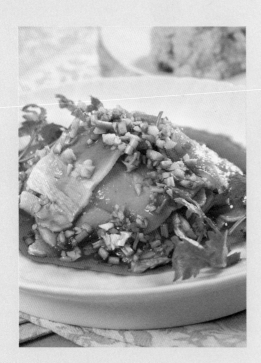

蒜泥肉片 **3人份**

材料：猪瘦肉250克，去皮大蒜25克。

调料：香菜末、酱油各适量，香油3克。

做法：

1. 猪瘦肉洗净，煮熟，切片，装盘；大
   蒜捣成泥，加酱油和香油调匀。

2. 将蒜泥淋在肉片上，撒上香菜末即可。

营养分析

总热量	蛋白质	脂肪	糖类
417 千卡	52 克	16 克	11 克

姜　减少糖尿病的并发症

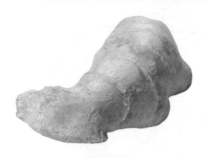

热　量	46 千卡
推荐用量	每日 10 克为宜

最佳食用时间

夏季吃姜有利于身体发汗排毒。早、午吃姜可以增强脾胃的功能。

为什么适宜吃

控糖原理
调节血糖

　　姜中所含的姜黄素是其主要活性成分，**能够降血糖，减少并发症的发病概率**。

对并发症的好处
辅助治疗糖尿病性肾病及酒精性脂肪肝

　　生姜中的姜黄素能**改善脂质代谢紊乱，辅助治疗糖尿病及酒精性脂肪肝**。此外，还能降低尿蛋白，**改善肾功能，辅治糖尿病性肾病**。

控糖烹饪红绿灯

✅ 做鱼汤时放些姜，不仅能去腥调味，还能辅助调控血糖。

❌ 吃姜时不宜去皮，否则会影响姜的整体功效。

搭配红绿灯

姜	+	猪肉 ✅	增强机体免疫功能，开胃促消化。
姜	+	醋 ✅	不仅能缓解恶心、呕吐等症状，还能软化血管，预防动脉硬化。

人群须知

1. 推荐人群：癌症患者；食欲缺乏者；晕车、恶心、呕吐者；伤风感冒患者。
2. 慎食人群：阴虚内热者；邪热亢盛者。

营养师支招

　　将适量生姜切碎，用纱布包裹置于枕边，闻其芳香气味，可改善失眠症状。

　　腐烂的生姜会产生一种毒性很强的物质，可使肝细胞变性坏死，诱发肝癌、食管癌等，不宜食用。

姜香冬瓜肉丸汤

材料： 冬瓜 100 克，猪瘦肉 50 克。

调料： 姜 15 克，葱末、香菜碎、料酒各适量，盐、香油各 2 克。

做法：

1. 冬瓜去皮除子，切片；姜洗净，一部分切丝，另一部分切成末；猪瘦肉洗净，剁成肉馅，加葱末、姜末和料酒，朝一个方向搅打至上劲。

2. 锅置火上，加适量清水和姜丝，将肉馅做成肉丸子，放入锅里煮熟，倒入冬瓜片煮熟，用盐和香油调味，撒上香菜碎即可。

营养分析

总热量	蛋白质	脂肪	糖类
108 千卡	11 克	3 克	5 克

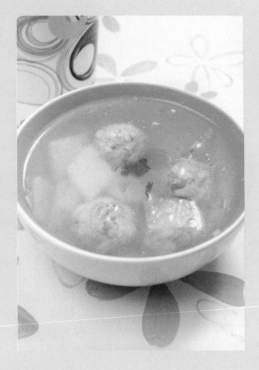

Part 2 日常饮食推荐

姜丝面 2人份

材料： 面条 200 克，嫩姜 30 克，黄瓜 50 克。

调料： 盐 2 克，香油 3 克，醋 10 克。

做法：

1. 黄瓜洗净，切成丝；嫩姜洗净，切丝，放盐腌 10 分钟。

2. 将面条煮熟，捞出放入碗中，然后将黄瓜丝、姜丝码在面上，再加香油、醋、盐拌匀即可。

营养分析

总热量	蛋白质	脂肪	糖类
745 千卡	21 克	1 克	156 克

醋 能够抑制血糖上升速度

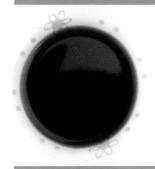

热　量	31 千卡
推荐用量	每日 20~40 克为宜

最佳食用时间

适合早、中、晚餐随饭食用。

为什么适宜吃

控糖原理
能够抑制血糖上升速度

醋中的有机酸能够**降低蔗糖酶、麦芽糖酶等双糖酶的活性，起到抑制血糖上升的作用**，有利于改善糖尿病患者的病情。

对并发症的好处
防治动脉硬化

醋中的醋酸可**软化血管，帮助糖尿病患者防治动脉硬化**。此外，果醋里含有矿物质钾，可以帮助身体排出过剩的钠，**降低血压**。

控糖烹饪红绿灯

✅ 在烹调菜肴时加少许醋，能使菜肴减少油腻感，且能增加香味。

❌ 用铝锅烧菜时加醋调味，会使铝的溶解量增加，而铝过量会损害人体健康，因此用铝锅烧菜时不宜放醋。

搭配红绿灯

醋	+ 白菜	✅ 防止维生素 C 受到破坏，有利于血糖的控制。
醋	+ 鲤鱼	✅ 不仅具有利湿消肿的功效，还能抑制血糖上升。

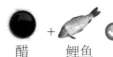
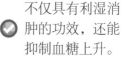

人群须知

1. 推荐人群：神经性皮炎患者；经期不适者；肥胖者。
2. 慎食人群：胃溃疡患者；胃酸过多者。

营养师支招

正在服用碳酸氢钠、氧化镁、复方氢氧化铝等碱性药时，不宜食醋，否则醋中的醋酸会中和药性，使其失效。

醋熘绿豆芽

材料：绿豆芽 200 克。

调料：葱丝、植物油各 5 克，花椒 10
粒，盐 2 克，醋 20 克。

做法：

1. 将绿豆芽洗净，用沸水快速焯一下，
在凉水中浸泡后捞起，沥干。
2. 锅内倒入少许底油，将花椒在油锅
内炸焦，去掉花椒，放葱丝炝锅，
然后放入绿豆芽，加盐、醋翻炒几
下即可。

营养分析

总热量	蛋白质	脂肪	糖类
89 千卡	5 克	5 克	7 克

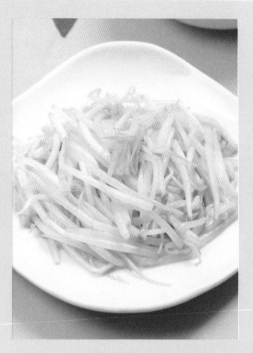

Part 2 日常饮食推荐

醋熘白菜

材料：白菜帮 200 克。

调料：植物油 5 克，醋 20 克，盐 2 克，
葱花 4 克，花椒 10 粒。

做法：

1. 白菜帮洗净，切细丝。
2. 锅置火上，倒入植物油，待油烧至
五成热，下花椒炸至表面开始变黑，
捞出，放入白菜帮丝翻炒至熟，加
入醋、盐、葱花调味即可。

营养分析

总热量	蛋白质	脂肪	糖类
87 千卡	3 克	0.3 克	7 克

橄榄油 调控血糖水平

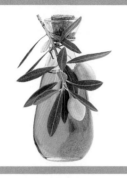

热 量	899 千卡
推荐用量	每日 25 克以内为宜

最佳食用时间

 适合早、中、晚餐食用。

为什么适宜吃

控糖原理
降低胰岛素抵抗，调节血糖

橄榄油中的油酸可**增加胰岛素的敏感性，降低胰岛素抵抗，能够调控血糖水平**，改善糖尿病患者的总体代谢状况。

对并发症的好处
使血液流通顺畅，降低血压

橄榄油所含的 ω-3 脂肪酸**能舒张血管平滑肌，使血液流通顺畅**，从而降低血压。

控糖烹饪红绿灯

✅ 特级初榨橄榄油直接使用时，会使菜肴的特点发挥到极致，且有益于心脑血管健康。

搭配红绿灯

 橄榄油 + 黄瓜 ✅ 具有美容养颜、降血脂的功效。

人群须知

1. 推荐人群：手足皲裂者；骨质疏松患者；便秘者。
2. 慎食人群：急性肠胃炎患者；腹泻者。

营养师支招

橄榄油不要放入金属器皿中长时间保存，否则橄榄油会与金属发生反应，影响油质。

苦瓜拌木耳 2人份

材料：苦瓜 200 克，干木耳 15 克，红柿子椒 30 克。

调料：蒜末 10 克，盐 2 克，生抽 4 克，醋 8 克，橄榄油 3 克。

做法：

1. 苦瓜洗净切片；木耳泡发；红柿子椒洗净切丝；将蒜末、盐、生抽、醋、橄榄油调成汁备用。
2. 将木耳、苦瓜片分别焯熟，捞起放入凉白开中备用。
3. 将所有材料放在盘中，倒入调味汁拌匀即可。

营养分析

总热量	蛋白质	脂肪	糖类
119 千卡	4 克	1 克	21 克

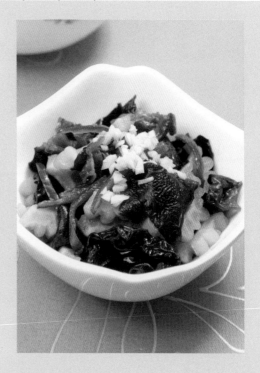

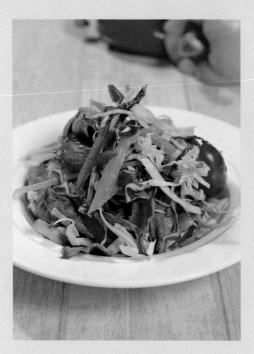

大拌菜 2人份

材料：菠菜、圆白菜、茼蒿、彩椒、紫甘蓝、小番茄各 50 克。

调料：香菜段少许，盐、醋各适量，橄榄油 3 克。

做法：

1. 所有蔬菜洗净，圆白菜、彩椒、紫甘蓝切丝，菠菜、茼蒿切段，小番茄对半切开，均放入盘中。
2. 用适量的盐、醋及清水调成味汁，倒在蔬菜上，拌匀，加入香菜段、滴上橄榄油即可。

营养分析

总热量	蛋白质	脂肪	糖类
106 千卡	5 克	1 克	13 克

核桃 调节糖代谢

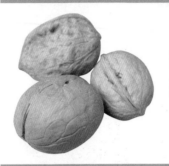

热 量	646 千卡
推荐用量	每日 20 克为宜

最佳食用时间

核桃宜在两餐之间食用。

为什么适宜吃

控糖原理
缓解胰岛素抵抗、平稳血糖

核桃含有的 ω-3 脂肪酸有助于身体处理 2 型糖尿病早期阶段的胰岛素抵抗问题，**减少对葡萄糖的过多吸收，平稳血糖**。

对并发症的好处
使血液流通顺畅，降血压

核桃含有的 ω-3 脂肪酸可以**舒张血管平滑肌，使血液流通顺畅，从而降血压**。

控糖烹饪红绿灯

- 生吃：生吃核桃（砸碎去壳直接吃）最能补脑。建议大家选择纸皮核桃，壳薄仁大，吃起来比较方便。另外，生吃核桃时宜细嚼慢咽，能补肺益肾。

- 熟吃：从中医角度讲，核桃加热后温补肾阳的作用会更强。但加热后，核桃中的部分不饱和脂肪酸会被氧化。核桃熟吃方法多，如打豆浆时加入核桃，味道很不错；做核桃拌菠菜、韭菜炒核桃等。

搭配红绿灯

 + ✓ 有利于糖尿病患者控制血糖。

核桃 菠菜

 + ✓ 有助于预防心脑血管疾病。

核桃 黑芝麻

人群须知

1. 推荐人群：失眠者；易疲劳、压力大者；心血管疾病患者。
2. 慎食人群：便溏泄泻者；痰多咳嗽者。

营养师支招

核桃一次不宜食用过多，否则会影响胃肠消化功能。

黄豆核桃杏仁露

材料：黄豆40克，核桃仁、杏仁各20克。

做法：

1. 黄豆洗净，浸泡一夜；杏仁洗净，浸泡3小时；核桃仁洗净。
2. 将黄豆、杏仁、核桃仁一起放入豆浆机中，加水至指定水位线，按"豆浆"键，待熟后饮用即可。

营养分析

总热量	蛋白质	脂肪	糖类
401 千卡	21 克	27 克	22 克

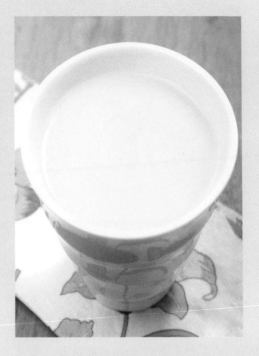

Part 2 日常饮食推荐

核桃仁拌菠菜

材料：菠菜300克，核桃仁30克。

调料：盐、香油各3克。

做法：

1. 菠菜洗净，切成段，放入沸水中焯一下。
2. 锅置火上，用小火煸炒核桃仁，取出压碎。
3. 将菠菜段和核桃碎放入盘中，加入盐、香油搅拌均匀即可。

营养分析

总热量	蛋白质	脂肪	糖类
305 千卡	12 克	19 克	19 克

莲子 改善 2 型糖尿病患者乏力、多饮、多尿的症状

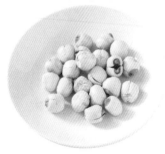

热　量	350 千卡（干）
推荐用量	每日 15 克为宜

最佳食用时间

莲子具有镇静安神的功效，晚上食用可以助眠。

为什么适宜吃

控糖原理
改善乏力、多饮、多尿的症状

莲子心中的莲心碱**能改善 2 型糖尿病患者乏力、多饮、多尿的症状**。此外，莲子含有丰富的钙质，**能够促使胰岛素正常分泌，稳定血糖**。

对并发症的好处
降血压、扩张血管

莲子所含生物碱**有降血压功效**，作用机制主要通过释放组胺使周围血管扩张。

控糖烹饪红绿灯

☑ 莲子心是一味中药，其味极苦，却具有很好的控糖稳压之效，经常用来泡茶饮用，十分适合糖尿病、高血压患者饮用。

搭配红绿灯

莲子	+	绿豆 ☑	有助于稳定血糖，还能扩张血管，降血压。
莲子	+	木瓜 ☑	具有清心润肺、强健脾胃的功效，适合脾胃虚弱的糖尿病患者食用。

人群须知

1. 推荐人群：癌症患者；心律不齐者；遗精频繁或滑精者；面有雀斑、黄褐斑的女性。
2. 慎食人群：体虚或者脾胃功能弱者；大便干燥者。

营养师支招

变黄发霉的莲子不宜食用。

莲子应放在干燥处保存，可加几粒花椒防虫，隔段时间翻晒一次。

莲子白果煎鸡蛋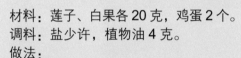

材料：莲子、白果各 20 克，鸡蛋 2 个。

调料：盐少许，植物油 4 克。

做法：

1. 将莲子、白果洗净，沥干，研末；鸡蛋磕开，加盐搅匀。
2. 将莲子末、白果末放入鸡蛋液中搅匀。
3. 锅内倒油烧热，倒入混合液煎至两面金黄即可。

营养分析

总热量	蛋白质	脂肪	糖类
350 千卡	22 克	11 克	31 克

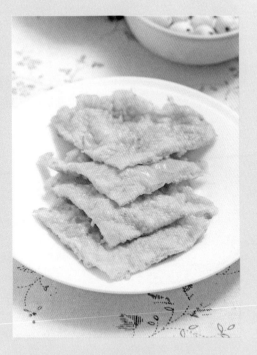

冬瓜莲子绿豆汤

材料：冬瓜 100 克，绿豆 30 克，莲子 20 克。

调料：木糖醇适量。

做法：

1. 将冬瓜洗净，去皮、去子，切片；绿豆和莲子分别洗净。
2. 将绿豆和莲子放入砂锅中，加适量清水，煮开后转小火煮 20~30 分钟至熟，然后放入冬瓜片，继续煮至熟，最后加入木糖醇调味即可。

营养分析

总热量	蛋白质	脂肪	糖类
181 千卡	10 克	1 克	35 克

芝麻 调脂，抗氧化

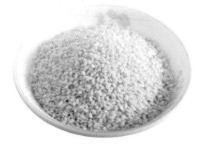

热　量	559 千卡
推荐用量	每日 20 克为宜

最佳食用时间

芝麻早上吃可以为一天的工作学习提供充足的热量。

为什么适宜吃

控糖原理
增加肝脏及肌肉中的糖原含量

芝麻可**增加肝脏及肌肉中的糖原含量，有效调控血糖**。此外，芝麻所含的维生素 E 可**保护胰岛细胞免受自由基的损害**，还能保护心血管健康。

对并发症的好处
降低血液中胆固醇的含量

芝麻中的亚油酸可**降低血液中胆固醇的含量**，避免过多的胆固醇沉积在血管壁上而引发动脉硬化和高血压。

控糖烹饪红绿灯

- 芝麻仁外面有一层稍硬的膜，烹饪时先用擀面杖或杯子碾碎，才能更好地吸收其营养成分，使其充分发挥控糖功效。
- 将芝麻放入棉纱布缝成的口袋中，在自来水下冲洗，双手在袋外轻轻揉搓至水变清为止，沥干水分并晾干，每次可直接取用。

搭配红绿灯

芝麻 ＋ 葱　促进维生素 B_1 的吸收，有利于糖尿病患者微血管健康。

芝麻 ＋ 菠菜　适合糖尿病并发便秘患者食用。

人群须知

1. 推荐人群：身体虚弱者；贫血患者；老年哮喘、肺结核患者。
2. 慎食人群：慢性肠炎患者；便溏腹泻者。

营养师支招

在减肥期间，每天配合食用一些芝麻，可使粗糙的皮肤变得细腻有光泽。

双仁拌茼蒿

材料：茼蒿 200 克，白芝麻、花生米各 20 克。

调料：盐适量，香油 3 克。

做法：

1. 茼蒿择洗干净，切段，放入沸水中焯 30 秒，捞出，凉凉，沥干水分。
2. 锅置火上，烧热，分别放入白芝麻和花生米炒熟，盛出，凉凉，辗碎。
3. 取盘，放入茼蒿，用盐、香油调味，撒上白芝麻碎和花生碎即可。

营养分析

总热量	蛋白质	脂肪	糖类
302 千卡	13 克	19 克	15 克

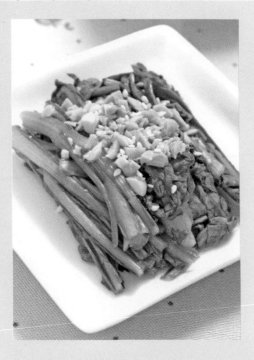

黑芝麻拌菠菜

材料：菠菜 250 克，熟黑芝麻 5 克。

调料：盐 3 克，香油 4 克。

做法：

1. 菠菜择洗干净，切小段，沸水焯烫。
2. 将菠菜放盘中，加盐拌匀，撒上黑芝麻，滴上香油即可。

营养分析

总热量	蛋白质	脂肪	糖类
134 千卡	7 克	3 克	12 克

Part 2 日常饮食推荐

169

花生 改善胰岛素分泌

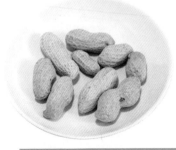

热 量	574 千卡
推荐用量	每日 25 克为宜

最佳食用时间

春夏秋冬 花生适合一年四季食用。

为什么适宜吃

控糖原理
有利于增强胰岛素的敏感性

花生含有花生四烯酸，**有利于增强胰岛素的敏感性**，改善胰岛素分泌，**降低 2 型糖尿病的危险性**。

对并发症的好处
预防心脑血管疾病

花生含有的活性成分可**降低血小板聚集，预防心脑血管疾病**。

控糖烹饪红绿灯

🌑 炒花生米之前，可将花生皮去掉，这样可以降低花生红衣吸收油脂的量，有利于糖尿病患者控制血脂。

搭配红绿灯

 花生 + 菠菜 ✅

菠菜中含有大量的铁和叶酸，花生中含白藜芦醇，二者合用能预防血栓形成。

人群须知

1. 推荐人群：高血压、血脂异常患者宜少量食用。
2. 慎食人群：胆病患者、血黏度高或血栓患者忌大量食用。

营养师支招

花生红衣能增强凝血，促进血栓形成，血黏度高或有血栓的人宜去掉红衣后食用。

不宜食用霉变的花生，花生霉变后含有大量的致癌物质黄曲霉毒素，食用会对肝脏的健康不利。

凉拌香辣苦瓜黄豆

材料：苦瓜、彩椒、香芹、干黄豆、花生米各 30 克。

调料：干辣椒段、盐各适量，植物油 3 克。

做法：

1. 花生米、干黄豆分别用清水浸泡 6 小时；苦瓜、彩椒、香芹分别洗净，切条。

2. 将花生米、黄豆、苦瓜条分别用水煮熟，迅速用冷水冲凉，把材料放入一个比较大的容器中。

3. 油锅烧至七成热，下干辣椒段爆香，将爆好的辣椒油趁热浇在准备好的材料上，加盐搅拌均匀即可。

营养分析

总热量	蛋白质	脂肪	糖类
344 千卡	19 克	18 克	23 克

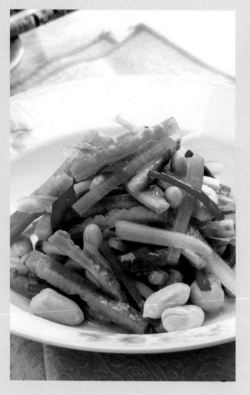

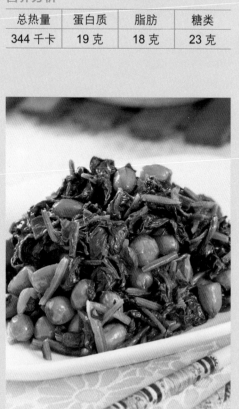

花生菠菜 2人份

材料：熟花生米 50 克，菠菜 250 克。

调料：蒜末、盐各适量，香油 3 克。

做法：

1. 菠菜择洗干净，入沸水中焯 30 秒，捞出，凉凉，沥干水分，切段。

2. 取小碗，加蒜末、盐和香油搅匀。

3. 取盘，放入菠菜段、花生米，淋入调味汁拌匀即可。

营养分析

总热量	蛋白质	脂肪	糖类
384 千卡	19 克	23 克	22 克

牛奶 促进胰岛素正常分泌

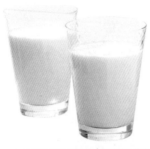

食物血糖生成指数	
	27.6 低
热 量	54 千卡
推荐用量	每日 200~300 克为宜

 最佳食用时间

早晨饭后饮用，可使蛋白质充分消化吸收。

为什么适宜吃

控糖原理
促进胰岛素的正常分泌

牛奶富含钙，有刺激胰岛β细胞的作用，能够促进胰岛素的正常分泌，同时还能避免骨质疏松。

对并发症的好处
降压、防脑卒中

牛奶中的钙和钾可增加尿钠的排泄，减轻钠对血压的不利影响，有利于降低血压，减少脑卒中风险。

控糖烹饪红绿灯

❌ 牛奶不宜长时间高温加热，否则牛奶中的蛋白质受高温作用会降低其营养价值，不利于糖尿病患者对其营养的充分利用。

搭配红绿灯

牛奶 + 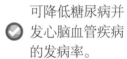 燕麦 ✅	可降低糖尿病并发心脑血管疾病的发病率。
牛奶 + 鸡蛋 ✅	具有生津止渴、健脑强肾的作用。
牛奶 + 药物 ❌	影响药效，损害健康。

人群须知

1. 推荐人群：骨质疏松患者；压力大者；正在生长发育的青少年儿童。
2. 慎食人群：肾病患者。

营养师支招

牛奶宜放在阴凉干燥处，如果放在灯光、日光下会破坏牛奶中的维生素，还会丧失其特有的芳香。

牛奶蒸蛋

材料：鸡蛋2个，鲜牛奶200克，虾仁2个（20克）。

调料：盐、香油各3克。

做法：

1. 鸡蛋打入碗中，加鲜牛奶搅匀，加盐化开；虾仁洗净。
2. 鸡蛋液入蒸锅大火蒸约3分钟，此时蛋羹已略成形，将虾仁摆放在上面，改中火再蒸5分钟，出锅前淋上香油即可。

营养分析

总热量	蛋白质	脂肪	糖类
347千卡	31克	17克	10克

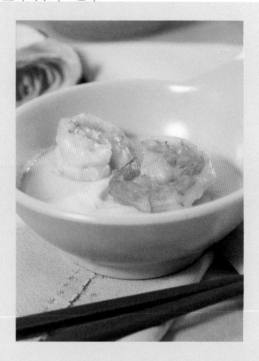

Part 2 日常饮食推荐

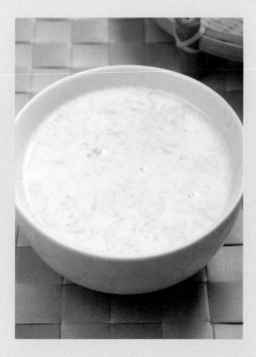

牛奶南瓜羹

材料：牛奶200克，南瓜100克。

做法：

1. 南瓜去皮、去子，切成小块，上锅蒸熟，凉凉，捣成泥状。
2. 将南瓜泥倒入小锅中，倒入牛奶搅拌均匀，小火烧开即可。

营养分析

总热量	蛋白质	脂肪	糖类
131千卡	7克	7克	12克

这15种食物应远离

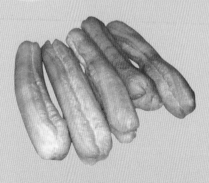

油条 | 含油量高，不利于血糖的控制

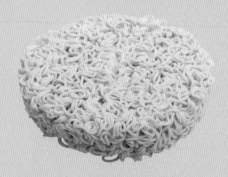

方便面 | 高脂、高热，易诱发并发症

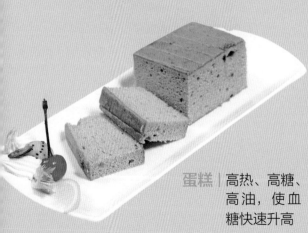

蛋糕 | 高热、高糖、高油，使血糖快速升高

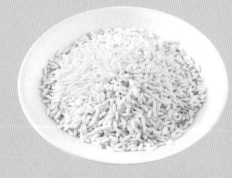

糯米 | 煮熟后淀粉糊化程度高，对控制血糖不利；而冷食又不利于胃肠健康

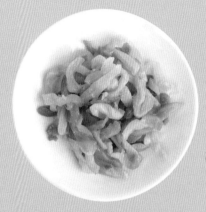

榨菜 | 含盐量高，不适宜糖尿病患者食用

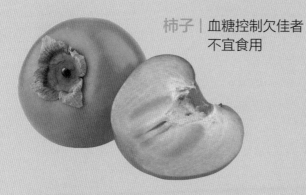

柿子 | 血糖控制欠佳者不宜食用

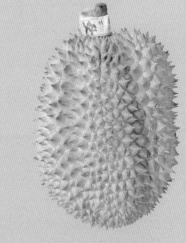

甘蔗 | 含糖量过高，不利于控制血糖

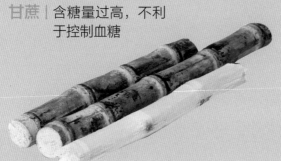

榴莲 | 含糖量高，不利于糖尿病患者控制血糖

猪油 | 油腻、高热、高脂，不利于血糖的控制

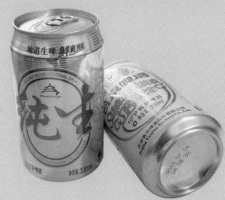

啤酒 | 含大量麦芽糖和嘌呤，易造成营养素摄入的不平衡

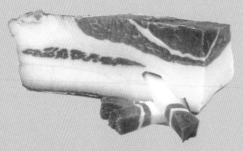

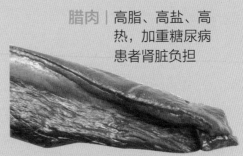

腊肉｜高脂、高盐、高热，加重糖尿病患者肾脏负担

肥猪肉｜脂肪含量高，易引发并发症

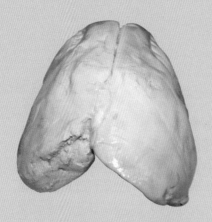

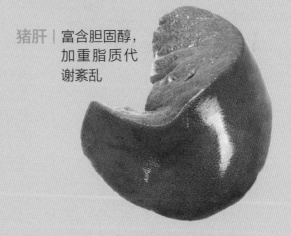

猪肝｜富含胆固醇，加重脂质代谢紊乱

鹅肝｜高热、高胆固醇，不利于血糖的控制

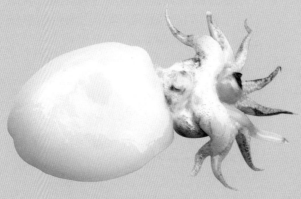

墨鱼｜胆固醇高，易造成动脉血管粥样硬化

Part **3**

中药

稳定血糖防并发症

西洋参 双向调节血糖

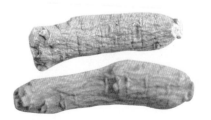

用　　法	内服：煎汤、含服、泡水
推荐用量	每日 3~5 克为宜
性味归经	味甘、微苦，性凉；归心、肺、肾经

为什么适宜吃

控糖原理
具有双向调节血糖的作用

西洋参含有的西洋参皂苷**具有双向调节血糖的作用，也就是说既可以降低过高的血糖水平，又能够升高血糖。**

对并发症的好处
有效降低血压

西洋参能够调节血压，**可有效降低暂时性和持久性血压升高，有助于高血压、心律失常、冠心病、急性心肌梗死、脑血栓等疾病的恢复。**

人群须知

1. 推荐人群：慢性胃病患者；冠心病患者；老年痴呆患者。
2. 慎食人群：胃有寒湿者；恶性肿瘤早期患者。

营养师支招

服用西洋参时不能喝浓茶，因为茶叶中的鞣酸会破坏西洋参中的有效成分，最好在服用西洋参 2~3 天后再喝茶。

西洋参炖瘦肉

材料：西洋参 5 克，猪瘦肉 150 克。
调料：姜片 5 克，盐 2 克。
做法：
1. 西洋参洗净；瘦肉洗净后切片。
2. 将西洋参和肉片放入炖盅中，加入适量清水、姜片。
3. 隔水炖 2 小时，然后再加入盐调味即可。

营养分析

总热量	蛋白质	脂肪	糖类
215 千卡	30 克	9 克	2 克

人参 具有"类胰岛素"的作用

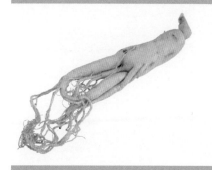

用　　法	内服：煎汤
推荐用量	每日 3~15 克为宜
性味归经	味甘、微苦，性平、微温；归脾、肺、心经

为什么适宜吃

控糖原理
能增强胰岛素的作用

人参中的人参皂苷能**增强胰岛素的功效**，具有"类胰岛素"的作用，不仅可以**刺激胰腺释放胰岛素**，也可以**促进葡萄糖引起的胰岛素释放**。

对并发症的好处
预防糖尿病合并动脉硬化

人参能够改善心脏功能，**增加心肌收缩力**，对预防糖尿病并发高血压、冠心病、动脉硬化有一定的作用。此外，人参还能**降低血液中胆固醇的含量**。

人群须知

1. 推荐人群：眩晕头痛者；阳痿、尿频患者；妇女崩漏者。
2. 慎食人群：感冒发热者；腹泻患者。

营养师支招

人参对大脑皮质有兴奋作用，所以睡前不宜服用人参，有可能会导致失眠。

人参鸡肉汤

材料：鸡块 100 克，人参 5 克。

调料：葱段、姜块、料酒各 5 克，盐、香油各 2 克。

做法：

1. 鸡块洗净，放入沸水中焯透，捞出；人参洗净。
2. 砂锅置火上，倒入适量温水，放入鸡块、人参、葱段、姜块、料酒，大火烧开后转小火炖至鸡块熟烂，用盐和香油调味即可。

营养分析

总热量	蛋白质	脂肪	糖类
185 千卡	19 克	9 克	1 克

黄芪　双向调节血糖和血压

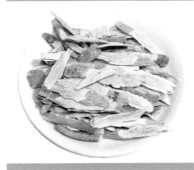

用　　法	内服：煲汤、炖肉、泡水
推荐用量	每日 9~30 克为宜
性味归经	味甘，性微温；归肺、脾、肝、肾经

为什么适宜吃

控糖原理
改善糖耐量，增加胰岛素敏感性

　　黄芪含有黄芪多糖，**能改善糖耐量，增加胰岛素敏感性**。此外，黄芪还能**双向调节血糖水平**。

对并发症的好处
双向调节血压

　　黄芪中含有降压成分 γ-氨基丁酸和黄芪皂苷，**对低血压有升高作用，又可使高血压降低保持稳定**。

人群须知

1. 推荐人群：癌症患者；免疫力差者；心肌炎患者。
2. 慎食人群：感冒发热者；月经期间的女性。

营养师支招

　　服用黄芪时不可擅自加大剂量。
　　黄芪不宜与萝卜搭配烹调，两者同食有损健康。

黄芪鲫鱼汤

材料： 黄芪 15 克，鲫鱼 1 条（约 250 克）。
调料： 葱花、姜片、蒜片、植物油各 5 克，料酒 10 克，盐 2 克。

做法：
1. 鲫鱼去鳞，除鳃和内脏，洗净；黄芪润湿，切片。
2. 锅置火上，倒入适量植物油，待油烧至五成热，放入鲫鱼煎至两面微黄，加葱花、姜片和蒜片煸香。
3. 淋入料酒和适量清水，放入黄芪大火烧沸，转小火煮 1 小时，用盐调味即可。

营养分析

总热量	蛋白质	脂肪	糖类
315 千卡	43 克	7 克	10 克

向红丁糖尿病饮食升级版

枸杞子 增加肝糖原的储备，平稳血糖

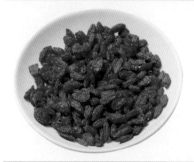

用　　法	内服：生食、煲汤、炖肉、煎汤、泡水
推荐用量	每日 6~15 克为宜
性味归经	味甘，性平；归肝、肾、肺经

为什么适宜吃

控糖原理
增强2型糖尿病患者胰岛素的敏感性

枸杞子含有的枸杞多糖能**增强 2 型糖尿病患者胰岛素的敏感性**，平稳血糖水平。

对并发症的好处
双向调节血压

枸杞子含有丰富的胡萝卜素，**能够预防糖尿病并发眼病**。此外，枸杞子可**降低胆固醇、甘油三酯含量**，有利于预防糖尿病并发血脂异常。

人群须知

1. 推荐人群：肝肾阴虚者；癌症患者；慢性肝炎患者。
2. 慎食人群：感冒发热者；脾虚泄泻者。

枸杞牛肉

材料：牛肉 100 克，枸杞子 15 克，鸡蛋 1 个。

调料：葱段、姜片、植物油各 5 克，盐 2 克，花椒 10 粒，料酒、醋各 10 克。

做法：

1. 牛肉洗净，切块；鸡蛋打散，放入牛肉块中上浆；枸杞子分成两份，一份水煎 2 次，提取浓缩汁液 30 克，另一份洗净备用。
2. 锅置火上，倒入植物油烧至五成热，放入牛肉块炒熟；将盐、料酒、水调成味汁。
3. 将葱段、姜片、花椒、枸杞子、牛肉块放入大碗内，淋上调味汁，放入锅中蒸 30 分钟取出，将牛肉块盛于盘中，将葱段、姜片、花椒挑出，倒入锅内，加醋和枸杞子浓液汁搅匀，将汤烧沸后淋在牛肉块上即可。

营养分析

总热量	蛋白质	脂肪	糖类
295 千卡	30 克	10 克	10 克

葛根 改善心肌的氧代谢，扩张血管

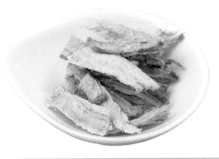

用　　法	内服：煎汤或捣汁 外用：捣敷
推荐用量	每日 10~15 克为宜
性味归经	味甘、辛，性凉；归肺、胃经

为什么适宜吃

控糖原理
减轻胰岛素抵抗

葛根中含有的葛根素可抑制醛糖还原酶活性，**提高胰岛素敏感性，减轻胰岛素抵抗，稳定血糖。**

对并发症的好处
扩张血管，改善微循环

葛根中的总黄酮和葛根素能**改善心肌的氧代谢**，同时能扩张血管，改善微循环，降低血管阻力，故可用于心肌梗死、心律失常、高血压、动脉硬化等病症。

人群须知

1. 推荐人群：更年期女性；易上火人群；肝病患者。
2. 慎食人群：乳腺增生患者；哺乳期女性。

葛根排骨汤

材料：排骨 150 克，山药 50 克，葛根 10 克。

调料：盐 4 克。

做法：

1. 将排骨洗净，放入冷水锅中煮沸，撇去浮沫，捞出；山药洗净，去皮，切块。
2. 将排骨、葛根、山药块放入煮沸的水中，先用大火煮 10 分钟，再改用小火煲 1 小时，最后加入盐调味即可。

营养分析

总热量	蛋白质	脂肪	糖类
425 千卡	28 克	31 克	9 克

桔梗 有益于糖尿病并发咽干、口渴、烦热等症

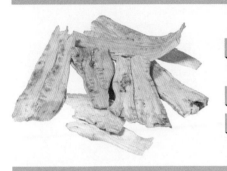

用　法	内服：煎汤或入丸、散 外用：烧灰研末敷
推荐用量	每日 3~10 克为宜
性味归经	味苦、辛，性微温；归肺经

为什么适宜吃

控糖原理
抑制血糖上升

桔梗中含有的桔梗皂苷**有控血糖的作用，抑制血糖上升**。并对糖尿病咽干、口渴、烦热有很好的调理作用。

对并发症的好处
降血脂，保护肝脏

桔梗中含有三萜皂苷，**能很好地控血糖、降血脂，保护肝脏，改善肝功能，对糖尿病肝病的防治有积极意义。**

人群须知

1. 推荐人群：咳嗽痰多者；急性及慢性炎症患者；咽喉肿痛者。
2. 慎食人群：胃及十二指肠溃疡者；脾胃虚弱者。

桔梗冬瓜汤

材料：冬瓜 150 克，桔梗 10 克，甘草 6 克。

调料：葱花 5 克，盐 3 克。

做法：
1. 将冬瓜洗净，切块；桔梗、甘草洗净。
2. 锅置火上，加适量清水，放入冬瓜块、桔梗、甘草，大火煮沸，转小火煮至熟，最后加盐、葱花调味即可。

营养分析

总热量	蛋白质	脂肪	糖类
18 千卡	0.6 克	0.3 克	4 克

玉米须 促进肝糖原合成，辅助治疗糖尿病

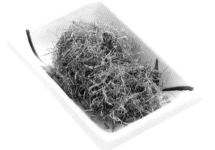

用 法	内服：煎汤
推荐用量	每日 15～30 克为宜
性味归经	味甘、淡，性平；归膀胱、肝、胆经

为什么适宜吃

控糖原理
促进肝糖原的合成

玉米须中的多糖能**调控血糖，促进肝糖原的合成**；其所含的皂苷类物质也有**辅助治疗糖尿病**的作用。

对并发症的好处
对各种原因引起的水肿有一定疗效

玉米须具有**利尿、降血压、促进胆汁分泌、降低血液黏度等功效**，对高血压有一定的辅助治疗作用。此外，玉米须的利尿作用是肾外性的，所以**对各种原因引起的水肿都有一定的疗效**。

人群须知

1. 推荐人群：癌症患者；心悸、失眠患者；小便不利、水肿患者。
2. 慎食人群：口干舌燥者；滑精者。

荸荠海带玉米须汤 1人份

材料：荸荠 100 克，水发海带 30 克，玉米须 15 克。

做法：
1. 将海带洗净，切成丝；荸荠洗净、去皮，切成片。
2. 在砂锅里加适量清水，将荸荠片、海带丝、玉米须一同放入砂锅里，大火煮沸，转小火煮至海带熟软即可。

营养分析

总热量	蛋白质	脂肪	糖类
65 千卡	2 克	0.2 克	14 克

加入糖尿病专家咨询群
◆ 专家咨询方便快捷 ◆
入群指南详见本书 封三

向红丁糖尿病饮食升级版

184

Part **4**

糖尿病并发症
饮食推荐

饮食循律 远离并发症

糖尿病并发高血压

糖尿病并发高血压的饮食

推荐

1	多摄入高膳食纤维的食物，因为膳食纤维不被小肠消化吸收，还能延缓糖和脂肪的吸收。每日摄入300~500克的新鲜蔬菜可满足人体需要
2	增加钙的摄入量，钙能刺激胰岛素的分泌，还能降血压，每日应摄入800毫克。奶类及奶制品含钙量较高，还可适当补充钙剂
3	补充优质蛋白质，优质蛋白质可降低血压、防止脑卒中发作。优质蛋白质的来源有牛奶、瘦肉、鸡蛋、海产品等
4	多吃富含维生素C的食物，有利于使血液流通顺畅，降低血压。富含维生素C的食物有水果、蔬菜等

不推荐

1	摄入过量的食盐。食盐过多会升高血糖及血压，糖尿病并发高血压的患者每日摄入食盐以3~5克为宜
2	高热量饮食。应使每日摄入和消耗的热量达到平衡，一般情况下，中等体力劳动者的日需热量为男性2600千卡，女性2100千卡，轻体力劳动者为男性2250千卡，女性1800千卡
3	过量摄入碳水化合物。易使血糖失去控制，糖尿病并发高血压患者每日摄入碳水化合物应占总热量的50%~65%。碳水化合物多存在于米、面等主食中
4	高脂饮食。每日食用油的摄入量不超过25克，否则不利于血糖和血压的控制。应以植物油为主，如玉米油、葵花子油、花生油、橄榄油等
5	嗜糖果。糖果会快速升高血糖，糖尿病并发高血压患者不宜食用，如蔗糖、巧克力、蜂蜜等都不宜食用

推荐食物

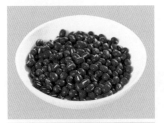

谷豆类

玉米、燕麦、黄豆、绿豆、红豆

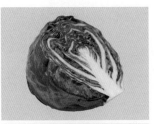

蔬果类

苹果、山楂、芹菜、菠菜、茼蒿、茭白、西蓝花、紫甘蓝、番茄、芦笋、洋葱

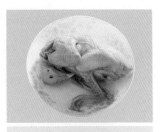

肉蛋奶类

牛瘦肉、鸡肉、鸭肉、鸽肉、鹌鹑、牛奶、酸奶、鸡蛋

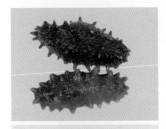

水产及菌藻类

海参、鲫鱼、鳝鱼、带鱼、香菇、草菇、金针菇、银耳、木耳、海带、紫菜

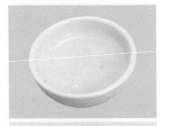

其他类

花生油、玉米油、葵花子油、大豆油、菜籽油、橄榄油

慎食食物

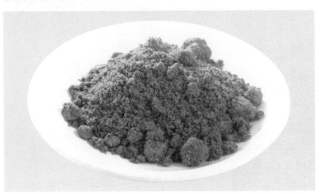

蜂蜜、白糖、砂糖、红糖、冰糖、软糖、硬糖、巧克力、果脯、蜜枣、可乐、雪碧、冰激凌、甜点、炸鸡块、肥肉、咸鸭蛋、酱菜、皮蛋、板鸭、香肠、火腿、酒等

糖尿病并发心脑血管疾病

糖尿病并发心脑血管疾病的饮食

推荐		
	1	多摄入高膳食纤维的食物。膳食纤维不被小肠消化吸收，但能带来饱腹感，有助于减食，并能延缓糖和脂肪的吸收。富含膳食纤维的食物有谷物类、蔬菜、水果等
	2	补充维生素C，能够增强血管弹性、防止出血，每日宜摄入100毫克维生素C，约2个猕猴桃
	3	补充微量元素碘，可减少胆固醇在血管壁的沉积，防止动脉粥样硬化病变的形成。富含碘的食物有海带、紫菜等海产品
	4	少食多餐。在控制热量的同时，少食多餐有助于降低血液中的胆固醇含量，而糖尿病患者少食多餐还有利于调控血糖
	5	摄入优质蛋白质，可补充糖尿病患者因糖异生消耗的蛋白质，每天摄入的蛋白质应占总热量的15%～20%。蛋白质主要来自于瘦肉、鱼、奶、蛋等

不推荐		
	1	摄入过多食盐。每天食盐量最高不应超过5克，烹饪时可用天然调味料来增加食物的味道，以减少食盐的用量
	2	吃富含胆固醇的食物。摄入过多胆固醇会加重糖尿病并发心脑血管疾病患者的病情。富含胆固醇的食物有动物内脏、肥肉、墨鱼、鱼子等
	3	晚餐吃得太晚。会使食物中的热量转化成脂肪储存起来。晚饭最佳时间是在18：00～19：00，这样饭后有时间进行适量运动
	4	高脂饮食。每日食用油的摄入量不超过25克。应以植物油为主，如玉米油、葵花子油、花生油、橄榄油等
	5	烟酒。烟中的尼古丁会使血液黏度增高，应戒烟；而酒中的乙醇能诱发脂质代谢紊乱，应尽量不饮酒

推荐食物

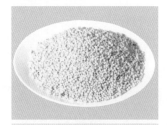

谷豆类
玉米、燕麦、小米、黑米、荞麦、黄豆、绿豆、黑豆

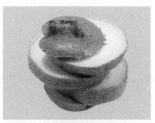

蔬果类
石榴、苹果、猕猴桃、酪梨、洋葱、柿子椒、菠菜、空心菜、芹菜、大白菜、圆白菜、生菜

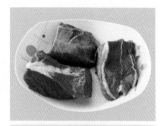

肉蛋奶类
猪瘦肉、牛瘦肉、鸡肉、脱脂牛奶

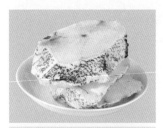

水产及菌藻类
鲫鱼、带鱼、鳕鱼、木耳、银耳、香菇、草菇

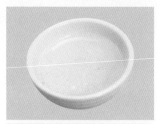

其他类
橄榄油、茶子油、玉米油、核桃油、花生油

慎食食物

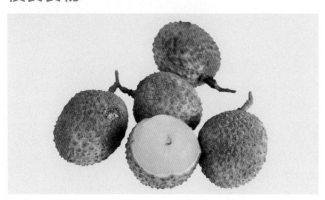

油炸食品、奶油面包、蛋糕、柿子、荔枝、桂圆、红枣、动物内脏、腌制的肉类、全脂牛奶、蛋黄、动物油脂、墨鱼、糖类等

糖尿病并发痛风

糖尿病并发痛风的饮食

推荐		
	1	在控制总热量的前提下多摄入碳水化合物，因为碳水化合物可促进尿酸排出
	2	摄入优质蛋白质，每日每千克体重应摄取 0.8～1 克蛋白质，以牛奶、鸡蛋为主。如果是肉类，应煮沸后去浮油食用
	3	每日喝水 1500～1700 毫升，以促进尿酸排出。以开水、淡茶水、矿泉水、鲜果汁、菜汁、豆浆等为宜
	4	宜选用嘌呤含量很少或基本不含嘌呤的食物，如蔬菜、水果类，将每日膳食中嘌呤含量限制在 150 毫克以内

不推荐		
	1	摄入过多脂肪。脂肪可减少尿酸排出，脂肪每日摄取量应控制在总热量的 20%～30%
	2	吃火锅。因为火锅原料多有牛羊肉、动物内脏、海鲜、蘑菇等富含嘌呤的食物
	3	食用高嘌呤食品，如动物内脏、骨髓、水产品、发酵食品等，会加重病情
	4	大量食辣椒、咖喱、胡椒、芥末、生姜等调料。这些调料均能兴奋自主神经，易使痛风急性发作，应尽量避免大量食用
	5	饮酒。酒精尤其是啤酒本身含大量嘌呤，可使血尿酸浓度增高。因此，糖尿病合并痛风患者不宜饮酒，更不能空腹饮酒

推荐食物

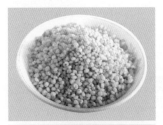

谷豆类
大米、面粉、高粱、通心粉

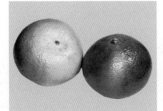

蔬果类
柚子、橘子、猕猴桃、木瓜、樱桃、白菜、生菜、莴笋、紫甘蓝、番茄、茄子

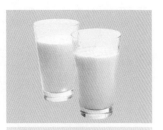

肉蛋奶类
瘦肉、鸡蛋、脱脂牛奶

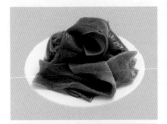

水产及菌藻类
海蜇皮、海带

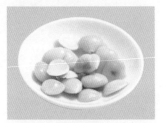

其他类
菜籽油、橄榄油、杏仁、核桃、榛子、矿泉水、苏打水、淡茶水

慎食食物

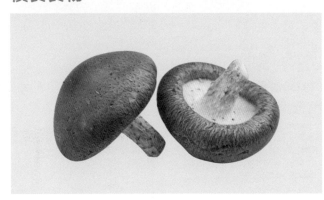

黄豆、香菇、扁豆、紫菜、动物内脏、肉脯、浓肉汁、肉馅、鱼类（鱼皮、鱼卵、鱼干，以及沙丁鱼、凤尾鱼等海鱼）、贝壳类、虾类、海参、啤酒、白酒、红酒等

糖尿病并发肾病

糖尿病并发肾病的饮食

推荐

1	多摄入富含膳食纤维的食物，能促进排便，使人体保持代谢平衡。富含膳食纤维的食物有玉米、荞麦、薏米、海带等
2	多吃富含钙的食物，因为肾病患者磷的排泄会减少，导致血磷升高，影响钙的吸收。可多吃奶类等含钙量较高的食物，适当补充钙剂
3	多摄入低热量、大体积的蔬菜，如黄瓜、番茄、大白菜、油菜、圆白菜、冬瓜、豆芽、莴笋等含糖量少的食物来充饥
4	多摄入富含维生素 B_1 的食物，因其能预防因高血糖所致的代谢紊乱，富含维生素 B_1 的食物有粮谷类、干果、硬壳果类

不推荐

1	脂肪摄入过多。每日摄入脂肪总量应在总热量的 25% 以内，植物油每日摄入量应控制在 25 克以下
2	吃得过咸。食盐量一般每日以 2~4 克为宜
3	饮水过量。当水肿明显时，除进食以外，水的摄入量每日最好限制在 500~800 毫升较为适宜
4	高嘌呤饮食。如各种肉汤、猪头肉、沙丁鱼及动物内脏等都属高嘌呤食物，瘦肉也含有嘌呤，可先将肉煮一下，弃汤食用
5	大量食用芥末、辣椒等有刺激性的调味料。因为这些调料对肾脏有刺激作用

推荐食物

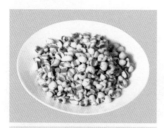

谷豆类
玉米、薏米、小米、荞麦

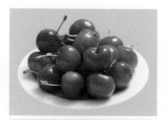

蔬果类
柚子、橘子、樱桃、南瓜、冬瓜、西葫芦、白萝卜、柿子椒、荠菜

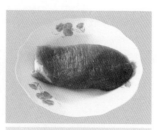

肉蛋奶类
猪瘦肉、牛瘦肉、蛋清、脱脂牛奶

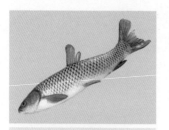

水产及菌藻类
鲫鱼、草鱼、黑鱼、香菇、草菇

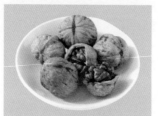

其他类
玉米油、橄榄油、核桃

慎食食物

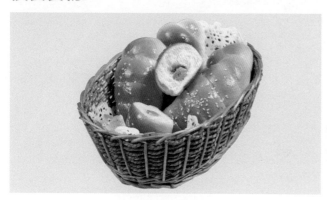

油炸加工的面食、奶油面包、蛋糕、红枣、香蕉、甜瓜、菱角、芋头、动物内脏、咸鸭蛋、松花蛋、腊肉、干辣椒等

糖尿病并发血脂异常

糖尿病并发血脂异常的饮食

推荐 1	增加膳食纤维的摄入。膳食纤维可促进胆固醇从体内较快排出，对辅治动脉粥样硬化有较好的作用，每日应摄入 25~35 克。膳食纤维主要存在于谷物类、蔬菜、水果等食物中
2	宜选用蒸、煮、拌、炖、氽、涮等方式，不但可减少营养流失，保持其鲜美可口的味道，还可减少烹调用油
3	多喝白开水，一般每天饮用 1500~1700 毫升水比较合适
4	多吃具有调脂作用的食物，如洋葱、大蒜、香菇、木耳、海带、紫菜、魔芋等食物

1	每日食盐过量。每日最高不应超过 6 克，尽量不吃腌制食品和咸点心
2	吃胆固醇含量高的食物。每日摄入胆固醇在 200 毫克以内。富含胆固醇的食物如动物内脏、蛋黄、肥肉、墨鱼等，应避免
不推荐 3	碳水化合物摄入过多。如摄入过多会转化为甘油三酯进入血液，导致高甘油三酯血症的发生，碳水化合物的量应每日不要超过总热量的 55%
4	高脂饮食。每日膳食中脂肪总量不超过 50 克，每日烹调用植物油为 15~20 克
5	饮酒。饮酒过多会引起血脂异常、肝硬化等疾病

推荐食物

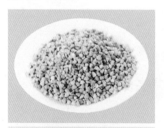

谷豆类
玉米、荞麦、燕麦、莜麦、黄豆、红豆、黑豆、绿豆

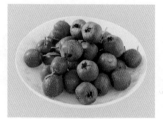

蔬果类
山楂、苹果、猕猴桃、木瓜、黄瓜、莴笋、圆白菜、扁豆、白菜、大蒜

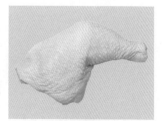

肉蛋奶类
鸡肉、鸽肉、猪瘦肉、牛瘦肉、脱脂牛奶

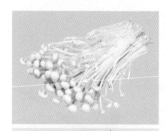

水产及菌藻类
金枪鱼、沙丁鱼、木耳、银耳、金针菇、香菇、草菇、海带、紫菜

加入糖尿病话题交流群
◆ 与书友交流经验分享心得 ◆
入群指南详见本书 **封三**

慎食食物

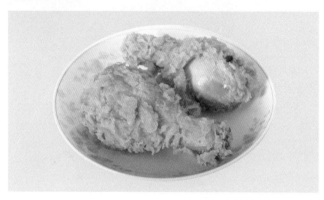

油炸食品、奶油面包、蛋糕、黑枣、芋头、柿子、红枣、桂圆、甘蔗、动物内脏、肥肉、蛋黄、全脂乳品、腊肉、螃蟹、墨鱼、鱼子、动物油、黄油、浓茶、咖啡、糖类

常见食物每百克可食部胆固醇含量

<100 毫克

蒜肠、火腿肠、牛瘦肉、羊瘦肉、兔肉、牛奶、酸奶、脱脂奶粉、羊奶、鸭、黄鱼、带鱼、平鱼、马哈鱼、青鱼、草鱼、黑鲢、鲤鱼、鲫鱼、甲鱼、虾、海蜇、海参

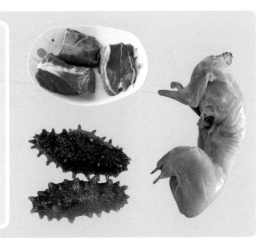

100~150 毫克

肥猪肉、猪舌、广式腊肠、牛舌、牛心、牛肚、羊舌、羊心、羊肚、全脂奶粉、鸡肉、鸡血、鸽肉、白鲢、鳝鱼、对虾、羊油、鸡油

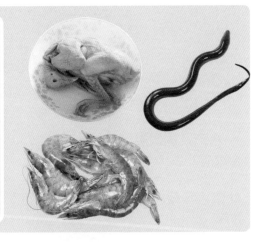

>150 毫克

猪脑、猪心、猪肝、猪肺、猪肚、猪大肠、猪肉松、肥牛肉、牛肝、牛肺、牛肾、牛肉松、羊脑、羊肝、羊肾、鸡肝、鸭肝、鸡蛋粉、蛋黄、松花蛋、鹌鹑蛋、凤尾鱼、鱼肉松、鱼子、虾皮、蟹黄、黄油

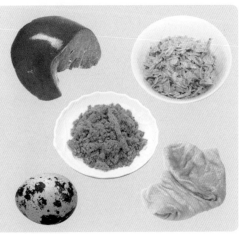

Part **5**

膳食推荐

从细节上控制血糖

烹调细节

加入糖尿病教学课学习群

◆ 听音频了解糖尿病 ◆

入群指南详见本书封三

蒸	蒸是以蒸汽为传导加热的烹调方法，使用比较普遍。它不仅用于蒸菜肴(如蒸茄子、清蒸鱼)，还可用于原料的初步加工和菜肴的保温回笼等 蒸的特点：原汁原味，嫩香可口
涮	涮也是汆的一种类型，将易熟的原料切成薄片，放入沸水中，经极短时间加热，捞出，蘸调味料食用的方法，在卤汤锅中涮的可直接食用。一般植物性、动物性的原料均可选用，如"涮火锅" 涮的特点：原料的鲜香味不易流失，成品滋味浓厚
炒	炒是一种用少油大火翻炒原料成菜的烹调方法。适用于各类烹调原料，原料要求加工成片、块、丁、丝、条状，以利于原料快速烹熟。注意炒制时油量要少，如要炒肉等不易熟的原料，可先用开水焯一下，减少油脂摄入量 炒的特点：软嫩适宜，咸香适口
拌	拌菜是用调料直接与食材混合成菜的烹调方法。拌有生拌和熟拌之分，可将食材切成较小的块、丝、条、片等形状，与酱油、醋、香油、芝麻酱等调料搅拌成菜。常见的拌菜有凉拌黄瓜、凉拌粉皮等。做凉拌菜时要注意消毒和卫生，防止因饮食不洁导致疾病的发生 拌的特点：营养丰富，口感鲜嫩，清凉爽口
煮	煮是将食物加工后，放置在锅中，加入调料，注入适量的清水或汤汁，用大火煮沸后，再用小火煮至熟，如煮牛肉、煮鸡等 煮的特点：有汤有菜，口味清鲜，不勾芡，汤汁多
炖	炖是将食材放入锅中加水，大火烧开后改用小火，加热至原料酥而汤汁醇厚的一种烹调方法，如清炖牛肉、清炖母鸡等 炖的特点：味道醇厚，鲜香可口

推荐

推荐	**烧**	烧是将前期经过处理的食材经水煮，加入适量的汤汁和调料，先用大火烧开，再改用中小火慢慢加热至熟的烹调方法 烧的特点：味道醇厚，鲜香味美
	焖	焖是将加工处理后的食材，放入锅中加适量的汤水和调料盖紧锅盖烧开，改用中火进行较长时间的加热，待原料酥软入味后，留少量汤汁成菜的一种烹调方法，如黄焖牛肉、黄焖子鸡等 焖的特点：菜肴酥烂，汁浓味厚
	汆	将食材置于开水中快速烹熟的烹调方法，多用于制作汤菜。汆法有两种形式：一种是先将汤或水用火煮开，再将食材下锅，加以调味，不勾汁，水一开即起锅，如"汆丸子"。另一种是先将原料用沸水烫熟后捞出，放在盛器中，再将已调好味的、滚开的鲜汤倒入盛器内一烫即成，这种汆法称汤爆或水爆，如"三片汤" 汆的特点：汤多清鲜，菜肴脆嫩
不推荐	**炸**	炸是一种用滚沸的食用油给食物加热的一种烹调方法。食用油炸食品会摄入过多的脂肪，不利于血糖的控制，还会增大糖尿病并发血脂异常的风险，且食用油经过高温加热后会变质，反复使用多次会含有大量致癌物质，不利于身体健康
	煎	煎是指锅中放少量的食用油加热，再把食物放进去，使其熟透的一种烹饪方法。通过油煎的食物，脂肪含量较高，会使血糖出现波动，且不利于血脂的控制，因此糖尿病患者不宜采用煎的烹调方法
	炭烤	炭烤是一种用木炭将食物加热的烹调方法。炭烤一般以肉食为主，使用的酱料也较多，属于高热量、高脂、高盐的食物，经常食用会加大糖尿病患者并发高血压、血脂异常的风险

食物加工细节

推荐	1	粗细粮混合加工，粗粮食物血糖生成指数较低，和细粮混合吃，可以降低整体食物的血糖生成指数。如在做米饭时放些燕麦或荞麦
	2	蔬菜能不切就不切，豆类能整粒吃就不要磨，一般薯类、蔬菜等不要切得太小或制成泥状
	3	食物（除肉类）宜带皮吃，因为皮不易消化，能延长食物进入小肠的时间，对血糖影响较小，因此，平时吃黄瓜、茄子、苹果、梨等时，尽量不要削皮，但要注意清洗干净
	4	烹调时加点醋或柠檬汁，因为酸能延缓食物的胃排空率，延长其进入小肠的时间，故可以降低食物血糖生成指数
	5	尽量减少烹调，能生吃不熟吃，生吃不仅可以减少脂肪和盐的摄入量，还能延长食物在胃中停留的时间

| 不推荐 | 1 | 加工时间过长。因为温度越高，糊化就越好，食物血糖生成指数也越高。如煮粥时间越长，食物血糖生成指数越高，对血糖影响越大 |
| | 2 | 粗粮细做。因为食物的颗粒大小会对食物血糖生成指数产生影响，食物颗粒越小，越容易被水解吸收，其血糖生成指数也越高，故食物不宜做得太精细 |

饮食习惯细节

推荐

1	先吃富含膳食纤维的蔬菜，增加饱腹感，就能不自觉地减少后面主食和肉类的摄入
2	主食选择应少稀多干，多吃一些富含膳食纤维的食物，如糙米、窝头等，这些粗粮在胃里消化的时间长，血糖上升较慢，可以有效抑制糖尿病患者餐后血糖升高
3	由于糖尿病患者要减少高油、高脂的食物，所以肉类等食物应放在主食后食用。糖尿病患者吃了一定数量的主食后，摄入的肉量自然就会减少
4	餐前喝汤。能起到润滑肠道、增强饱腹感的作用
5	少食多餐。既保证了热量和营养的供给，又可避免餐后血糖快速升高
6	吃带骨头的肉和带刺的鱼，可以减慢进餐速度，增加饱腹感，且吃进的肉量又不大

不推荐

1	一点一点盛饭。会在不知不觉间摄入过多的热量
2	吃得太快。因为糖尿病患者摄入的食物是经计算而得来的，其有效营养成分应被充分地消化吸收和利用，因此细嚼慢咽更有助于控制病情
3	吃富含淀粉的食物。如果吃，要减少主食的摄入量，富含淀粉的食物有土豆、红薯、芋头等

一日三餐细节

推荐

1　三餐热量合理分配，轻体力劳动者每日主食量为250~300克，重体力劳动者为400~500克，按早、午、晚餐各1/3的热量配比；或早餐1/5，午、晚餐各2/5的主食量分配

2　早餐选择体积略小的食物，热量稍高；午餐选择体积略大、热量高的，饱腹感明显；晚餐选择体积大、热量低的，饱腹感明显，又不担心热量超标。可适当增加蔬菜量，粗杂粮和细粮比例在1/3~1/2

3　烹调方法要选择清淡、低盐、低脂的方法，尤其是晚餐更要清淡饮食。各餐分配量要随季节和活动量调整。千万不能随意缩短或延长进餐时间，更不能将两餐的食物集中在一餐吃

4　三餐之外，要适量加餐，加餐应在两餐之间及睡前。加餐的食物量应从午餐和晚餐中扣除。保持每日总热量不变

不推荐

1　不吃早餐。糖尿病患者不吃早餐，容易发生低血糖，会影响全天胰岛素调节，使血糖难以控制

2　午餐凑合吃。一般家庭多将晚餐作为正餐，而午餐就简单吃点，或是在外吃，这样不仅不利于膳食平衡，还易造成血糖的波动

3　晚餐吃得过饱。这样会反复刺激胰岛素大量分泌，造成胰岛 β 细胞负担加重，不利于血糖的控制

4　主食少吃，副食不限。副食中的蛋白质和脂肪进入体内后，相当一部分可以通过糖异生转变为葡萄糖，因此副食吃太多同样会升高血糖，还会导致肥胖、血脂异常

Part **6**

不同总热量的
一周食谱

1200~1300千卡全天食谱

■ 星期一

早餐	午餐	晚餐
麻酱花卷 面粉 50 克，麻酱 5 克 **番茄炒鸡蛋** 番茄 100 克，鸡蛋 1 个，植物油 2 克	**高粱米饭** 大米 50 克，高粱米 25 克 **清蒸鲫鱼** 鲫鱼 100 克，植物油 2 克 **蒜香茼蒿菜** 茼蒿 250 克，植物油 2 克，蒜末 5 克	**小窝头** 面粉 50 克，玉米面 25 克 **芹菜鸡片** 芹菜、鸡胸肉各 50 克，植物油 2 克 **炝扁豆丝** 扁豆 150 克，植物油 2 克

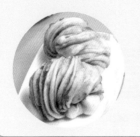 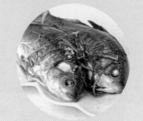 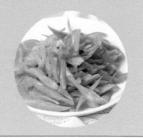

■ 星期二

早餐	午餐	晚餐
馒头 面粉 75 克 **煮鸡蛋 1 个** **炝甘蓝** 甘蓝 200 克，水发虾干、豆腐干各 10 克，植物油 2 克	**米饭** 大米 50 克 **草鱼炖豆腐** 草鱼 150 克，豆腐 100 克，冬笋、雪菜共 10 克，植物油 2 克 **香菇油菜** 香菇 50 克，油菜 150 克，植物油 2 克	**美味面片** 面片 100 克，虾 30 克，甜面酱 5 克，植物油 2 克 **拌菠菜** 嫩菠菜 200 克，水发海米 20 克，香油 2 克

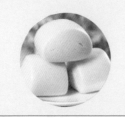 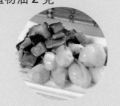 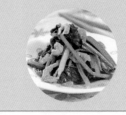

向红丁糖尿病饮食升级版

■ 星期三

早餐

豆浆 200 克

肉丁馒头
面粉 50 克，猪瘦肉、胡萝卜各 25 克，洋葱 10 克，甜面酱 3 克，香油 1 克

拌杂菜
圆白菜 100 克，茼蒿、胡萝卜各 25 克，香油 2 克

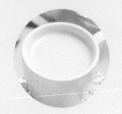

午餐

发糕
面粉 50 克，玉米面 25 克

白菜鸡片
大白菜、鸡胸肉各 50 克，植物油 2 克

炝扁豆丝
扁豆 150 克，植物油 2 克

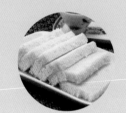

晚餐

米饭
大米 75 克

豆豉鲮鱼
鲮鱼块 100 克，淡豆豉 5 克，植物油 2 克

蒜香空心菜
空心菜 250 克，植物油 2 克，蒜末 5 克

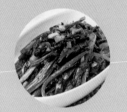

■ 星期四

早餐

牛奶 150 克

羊肉包子
面粉 50 克，羊肉 25 克，白萝卜 100 克，植物油 3 克

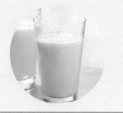

午餐

荞麦饭
大米 60 克，荞麦米 15 克

清蒸丸子
牛瘦肉 75 克，鲜蘑菇、胡萝卜各 25 克，海米 5 克，植物油 2 克

素炒韭菜
韭菜 200 克，植物油 3 克

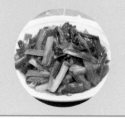

晚餐

馒头
面粉 75 克

肉炒香芹豆腐干
猪瘦肉、豆腐干各 25 克，香芹 100 克，植物油 3 克

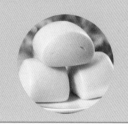

■ 星期五

早餐	午餐	晚餐
牛奶燕麦片 牛奶250克，燕麦片25克 **无糖面包35克**（熟重） **拌菜花** 菜花100克，香油3克	**二米饭** 大米60克，小米15克 **柿子椒炒肉丝** 猪瘦肉25克，柿子椒150克，植物油3克 **虾仁西葫芦** 鲜虾仁50克，西葫芦100克，植物油3克	**馒头** 面粉75克 **肉片焖茄子** 猪瘦肉50克，茄子150克，植物油3克 **三丝小炒** 水发海带、洋葱、胡萝卜各50克，植物油3克

■ 星期六

早餐	午餐	晚餐
玉米面发糕 面粉35克，玉米面15克 **胡萝卜煎蛋** 鸡蛋1个，胡萝卜50克，植物油5克 **生菜紫菜汤** 生菜100克，紫菜5克，香油3克	**燕麦饭** 大米50克，燕麦片25克 **炒芹菜牛肉丝** 牛瘦肉75克，芹菜100克，植物油5克 **麻酱拌茄子** 紫色长茄子150克，芝麻酱3克	**绿豆饭** 大米60克，绿豆15克 **香菜拌豆腐** 香菜10克，北豆腐100克，香油3克 **丝瓜炒番茄** 丝瓜150克，番茄50克，植物油4克

■ 星期日

早餐	午餐	晚餐
麻酱花卷 面粉50克，芝麻酱5克 **蒸鸡蛋羹** 鸡蛋1个，香油2克 **番茄100克**	**米饭** 大米75克 **豆豉鲮鱼** 鲮鱼100克，淡豆豉5克，植物油2克 **蒜香空心菜** 空心菜250克，植物油2克，蒜末5克	**发糕** 面粉50克，玉米面25克 **白菜鸡片** 大白菜、鸡胸肉各50克，植物油2克 **醋熘白菜** 大白菜100克，植物油5克

1400~1500千卡全天食谱

■ 星期一

早餐

麻酱花卷
面粉 100 克，芝麻酱 5 克

牛奶 200 克

菠菜拌胡萝卜
菠菜 150 克，胡萝卜 100 克，香油 2 克

午餐

杂粮饭
大米、黑米、玉米、高粱米各 25 克

砂锅冻豆腐
冻豆腐、大白菜各 100 克，水发木耳 25 克，植物油 3 克

豆芽炒韭菜
绿豆芽 200 克，韭菜 100 克，植物油 5 克

晚餐

蒸红薯 150 克

小米饭
小米 50 克

蒜蓉茼蒿
茼蒿 200 克，植物油、蒜末各 5 克

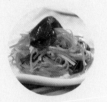
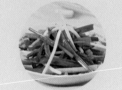
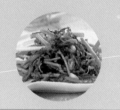

■ 星期二

早餐

牛奶 150 克

牛肉胡萝卜包子
面粉 50 克，牛肉 25 克，胡萝卜 100 克，香油 1 克

蒜泥茄子
茄子 100 克，香油 1 克
加餐：猕猴桃 200 克（带皮）

午餐

二米饭
大米 80 克，小米 20 克

红烧平鱼
平鱼 150 克，植物油 5 克

番茄菜花
番茄 50 克，菜花 250 克，植物油 2 克

晚餐

馒头
面粉 75 克

肉末白菜炖豆腐
猪瘦肉 25 克，大白菜 50 克，豆腐 100 克，植物油 5 克

清炒西葫芦
西葫芦 200 克，植物油 2 克

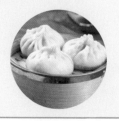
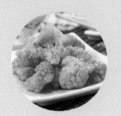
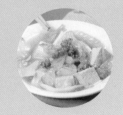

■ 星期三

早餐	午餐	晚餐
烙饼 面粉50克，植物油2克 **豆浆300克** **煮鸡蛋1个** **拌白菜心** 大白菜心100克，香油2克	**馒头** 面粉75克 **葱烧鱿鱼** 大葱30克，鲜鱿鱼300克，植物油5克 **菠菜汤** 菠菜150克，植物油3克 下午加餐：苏打饼干2片	**米饭** 大米50克 **玉米面粥** 玉米面25克 **清蒸鱼** 草鱼肉80克，植物油3克 **清炒茼蒿** 茼蒿250克，植物油3克

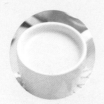 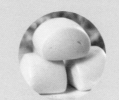 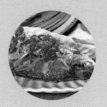

■ 星期四

早餐	午餐	晚餐
牛奶150克 **猪肉包子** 面粉50克，猪肉25克，大白菜100克，植物油1克 **凉拌茄子** 茄子100克，香油1克 加餐：桃200克（带皮）	**红豆饭** 大米80克，红豆20克 **焖平鱼** 平鱼100克，植物油2克 **茄汁菜花** 番茄50克，菜花250克，植物油2克	**馒头** 面粉75克 **肉末白菜炖豆腐** 猪瘦肉25克，大白菜50克，豆腐100克，植物油1克 **豆豉炒柿子椒** 青、红柿子椒各80克，植物油5克，豆豉8克

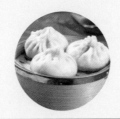 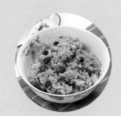 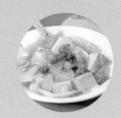

■ 星期五

早餐	午餐	晚餐
花卷 面粉 75 克 **豆浆 220 克** **炒杂菜** 胡萝卜 50 克，水发木耳 10 克，洋葱 40 克，植物油 2 克	**米饭** 大米 75 克 **清蒸鱼** 鲤鱼 100 克，香油 2 克 **炒西蓝花** 西蓝花 150 克，植物油 2 克 **煮鸡蛋 1 个**	**过水面** 挂面 75 克 **醋烹豆芽** 绿豆芽 200 克，植物油 2 克 **豆腐干炒鸡丁** 鸡肉 50 克，豆腐干 25 克，花生米 20 克，植物油 2 克 睡前加餐：苹果 150 克（带皮）

■ 星期六

早餐	午餐	晚餐
馒头 面粉 75 克 **牛奶 250 克** **卤鸡蛋 1 个** **生番茄 50 克**	**米饭** 大米 75 克 **清蒸排骨** 排骨 150 克，植物油 5 克 **醋熘土豆丝** 土豆丝 150 克，植物油 2 克 下午加餐：苹果 100 克（带皮）	**葱香花卷** 面粉 75 克 **木耳炒肉** 水发木耳 20 克，猪瘦肉 40 克，植物油 2 克 **豆腐皮炒黄瓜** 黄瓜 200 克，豆腐皮 10 克，植物油 2 克

■ 星期日

早餐	午餐	晚餐
馒头 面粉 75 克 **清炒蒜薹** 蒜薹 250 克，植物油 3 克 **牛奶 250 克**	**米饭** 大米 75 克 **瘦肉烧柿子椒** 柿子椒 100 克，胡萝卜 20 克，猪瘦肉 30 克，植物油 3 克 **油菜豆腐汤** 小油菜、豆腐各 50 克，海米 5 克，植物油 3 克	**玉米面发糕** 玉米面 75 克 **香菇烧肉** 鲜香菇 200 克，猪瘦肉、黄瓜各 50 克，植物油 3 克 **凉拌魔芋** 魔芋 100 克，彩椒 25 克，胡萝卜 20 克，植物油 3 克

1600~1700千卡全天食谱

■ 星期一

早餐	午餐	晚餐
黑米面发糕 黑米面 25 克，面粉 50 克 **牛奶 250 克** **鹌鹑蛋 3 个** **鲜蘑炒莴笋** 鲜蘑 50 克，莴笋 200 克，植物油 4 克 上午加餐：苹果 200 克（带皮）	**红豆饭** 红豆 25 克，大米 75 克 **炝西蓝花** 西蓝花 250 克，植物油 4 克 **胡萝卜炒鸡肉块** 鸡腿肉 100 克，胡萝卜 50 克，植物油 4 克	**花生馒头** 面粉 50 克，熟花生碎 25 克 **腐竹拌黄瓜** 干腐竹 10 克，黄瓜 200 克，香油 3 克 **洋葱炒木耳** 洋葱 100 克，干木耳 10 克，猪瘦肉 25 克，植物油 3 克
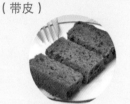	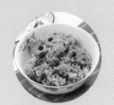	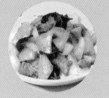

■ 星期二

早餐	午餐	晚餐
豆浆 200 克 **煮鸡蛋 1 个** **花卷** 面粉 75 克 **双耳炝苦瓜** 水发木耳 30 克，干银耳 10 克，苦瓜 150 克，植物油 5 克	**米饭** 大米 100 克 **蒜香扁豆** 扁豆 150 克，植物油 3 克，蒜末 5 克 **排骨炖藕片** 排骨 100 克，藕 45 克，植物油 3 克	**凉拌宽心面** 宽心挂面 100 克，香油 2 克 **椒油笋丁** 莴笋 150 克，植物油 3 克 **椒香肉末茄子** 尖椒、猪瘦肉各 50 克，紫色长茄子 100 克，植物油 3 克
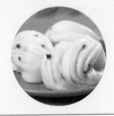	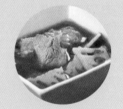	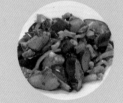

向红丁糖尿病饮食升级版

■ 星期三

早餐	午餐	晚餐
西葫芦虾皮汤 西葫芦 50 克，虾皮 2 克 **煮鸡蛋 1 个** **杂面馒头** 面粉 40 克，豆面 10 克 **拌三丝** 莴笋、海带各 50 克，胡萝卜 25 克，香油 2 克	**米饭** 大米 100 克 **鲜蘑炒白菜** 鲜蘑、大白菜各 100 克，植物油 10 克 **牛肉炖萝卜** 牛肉 50 克，胡萝卜 100 克	**馒头** 面粉 75 克 **鸡丁炒柿子椒** 柿子椒 100 克，鸡肉 50 克，植物油 8 克 **豆腐烩番茄** 番茄 200 克，豆腐 50 克，植物油 7 克

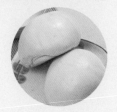 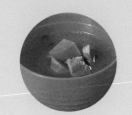 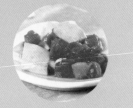

■ 星期四

早餐	午餐	晚餐
豆浆 250 克 **杂面馒头** 面粉 25 克，紫米面 25 克 **拌青菜** 青菜 100 克，香油 2 克	**米饭** 大米 75 克 **丝瓜炒鸡蛋** 丝瓜 200 克，鸡蛋 1 个，植物油 5 克 **小白菜丸子汤** 小白菜 100 克，牛瘦肉 25 克	**馒头** 面粉 50 克 **酱爆鸡丁** 鸡肉、西葫芦、胡萝卜各 50 克，植物油 3 克 **虾皮豆腐白菜** 白菜 150 克，豆腐 50 克，虾皮 2 克，植物油 5 克

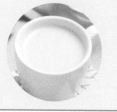 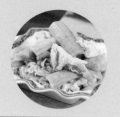 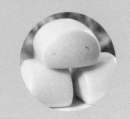

■ 星期五

早餐	午餐	晚餐
花卷 面粉 75 克 **牛奶 250 克** **鹌鹑蛋 3 个** **茄汁西葫芦** 番茄 50 克，西葫芦 150 克，虾皮 3 克，植物油 4 克	**绿豆米饭** 绿豆 25 克，大米 75 克 **炝菜花** 菜花 250 克，植物油 4 克 **南瓜炒鸡腿肉** 鸡腿 100 克，南瓜 50 克，植物油 4 克 下午加餐：猕猴桃 100 克（带皮）	**馒头** 面粉 75 克 **腐竹拌黄瓜** 腐竹 10 克，黄瓜 200 克，香油 3 克 **洋葱炒木耳** 洋葱 100 克，干木耳 10 克，猪瘦肉 25 克，植物油 3 克 睡前加餐：杏 100 克（带皮）

■ 星期六

早餐	午餐	晚餐
番茄鸡蛋汤 番茄 50 克，鸡蛋半个 **杂面馒头** 面粉 25 克，玉米面 25 克 **豆干拌圆白菜丝** 圆白菜 100 克，豆腐干 25 克，香油 2 克	**米饭** 大米 100 克 **笋片肉末四季豆** 莴笋 100 克，猪瘦肉、四季豆各 50 克，植物油 10 克 **清炒生菜** 生菜 200 克，植物油 5 克	**紫米面窝头** 紫米面 25 克，面粉 50 克 **鲫鱼炖豆腐** 鲫鱼 100 克，豆腐 200 克，植物油 5 克 **木耳烧白菜** 大白菜 200 克，水发木耳 20 克，植物油 5 克

■ 星期日

早餐	午餐	晚餐
青菜豆腐汤 青菜 50 克，豆腐 100 克 **杂面馒头** 面粉 25 克，玉米面 25 克 **煮鸡蛋 1 个** **拌大白菜** 大白菜 100 克，香油 2 克	**米饭** 大米 50 克 **窝头** 玉米面 50 克 **柿子椒豆干炒肉片** 柿子椒 100 克，豆腐干、猪瘦肉各 50 克，植物油 10 克 **番茄紫菜汤** 番茄 50 克，香菜 5 克，紫菜、香油各 2 克	**杂面窝头** 面粉 50 克，紫米面 25 克 **墨鱼炒韭菜** 墨鱼、韭菜各 150 克，植物油 5 克 **蒸茄泥** 茄子 200 克，香油 2 克

1800~1900千卡全天食谱

■ 星期一

早餐

全麦面包100克（熟重）

皮蛋拌豆腐
去壳皮蛋25克，内酯豆腐100克，香油5克

蔬菜沙拉
菜花、番茄、黄瓜各50克，香肠25克，酸奶30克

午餐

咖喱牛肉面
牛瘦肉75克，挂面100克，植物油5克

豆芽拌豆腐丝
绿豆芽100克，豆腐丝10克，香油5克

晚餐

玉米山药米饭
大米50克，玉米、山药各25克

牛奶200克

凉拌菠菜
菠菜200克，香油2克

清炒芦笋
芦笋200克，植物油5克

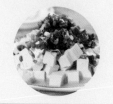
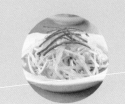
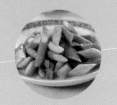

■ 星期二

早餐

豆浆200克

韭菜鸡蛋素包
面粉75克，鸡蛋1个，韭菜200克，香油3克

拌杂菜
干木耳、干银耳各5克，生菜、番茄各50克，香油4克

加餐：草莓200克

午餐

杂粮饭
大米50克，薏米、荞麦米各25克

海带炖丝瓜
水发海带100克，去皮丝瓜150克，植物油4克

肉末炒豇豆
猪瘦肉75克，豇豆150克，植物油4克

晚餐

绿豆饭
大米80克，绿豆20克

蚝油生菜
生菜300克，植物油4克

红烧海虾
海虾120克，植物油4克

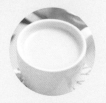
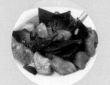
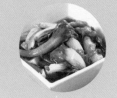

■ 星期三

早餐	午餐	晚餐
麻酱花卷 芝麻酱5克，面粉75克 **豆浆200克** **蒸蛋羹** 鸡蛋1个，香油3克 **黄瓜150克** 加餐：脱脂牛奶200克	**米饭** 大米100克 **清炒空心菜** 空心菜300克，香油4克 **葱油大黄鱼** 大黄鱼中段100克，植物油4克	**玉米面发糕** 玉米面25克，面粉75克 **鸡肉炒韭菜** 鸡胸肉75克，韭菜50克，植物油4克 **清炒豇豆** 豇豆200克，植物油4克 **拌海蜇** 黄瓜150克，海蜇皮100克，香油4克

■ 星期四

早餐	午餐	晚餐
鸡蛋菠菜面 挂面75克，鸡蛋1个，菠菜100克，香油4克	**米饭** 大米100克 **炒空心菜** 空心菜200克，植物油4克 **葱烧鲫鱼** 鲫鱼100克，香葱25克，植物油4克 **冬瓜肉丝汤** 冬瓜100克，猪瘦肉20克，植物油4克	**花卷** 面粉75克 **炝芹菜花生** 芹菜200克，花生米10克，香油4克 **炖豆腐** 内酯豆腐100克，干木耳10克，植物油4克 睡前加餐：桃子150克（带皮）

■ 星期五

早餐	午餐	晚餐
牛奶 250 克 **馒头片 150 克** **拌冬瓜** 冬瓜 100 克，香油 4 克	**汤面** 面条 140 克，油菜 150 克，鸡蛋 1 个，猪瘦肉 25 克，鲜口蘑 20 克，植物油 4 克 **豆腐烧番茄** 番茄 150 克，鸭血、豆腐各 50 克，植物油 4 克	**米饭** 大米 100 克 **炖大白菜** 大白菜 150 克，胡萝卜 50 克，植物油 4 克 **拌海带** 水发海带 150 克，花生米 25 克，香油 4 克 睡前加餐：苏打饼干 25 克

■ 星期六

早餐	午餐	晚餐
豆浆 200 克 **茴香蒸饺** 面粉 75 克，鸡蛋 1 个，茴香 200 克，香油 4 克 **大拌菜** 紫甘蓝、黄甜椒各 25 克，黄瓜、番茄各 50 克，香油 4 克	**红豆米饭** 大米 75 克，红豆 25 克 **肉丝拌莴笋** 猪瘦肉 50 克，莴笋 150 克，香油 4 克 **韭菜炒绿豆芽** 韭菜、绿豆芽各 100 克，植物油 4 克	**花卷** 面粉 100 克 **荷兰豆拌鸡丝** 鸡胸肉 50 克，荷兰豆 100 克，香油 2 克 **蒜蓉空心菜** 空心菜 300 克，蒜末 10 克，香油 2 克

■ 星期日

早餐	午餐	晚餐
无糖酸奶 125 克 **咸面包 100 克** **煮鸡蛋 1 个** **素杂拌** 菜花、黄瓜、番茄各 50 克，香油 3 克	**馒头** 面粉 100 克 **牛肉蔬菜汤** 牛瘦肉、番茄各 50 克，圆白菜 100 克，植物油 4 克 **凉拌茄子** 茄子 200 克，香油 2 克	**二米饭** 大米 75 克，小米 25 克 **拌豇豆** 豇豆 150 克，花生米 15 克，香油 3 克 **豆腐烧油菜** 小油菜 150 克，豆腐 100 克，植物油 4 克

2000~2100千卡全天食谱

■ 星期一

早餐	午餐	晚餐
咸味花卷 面粉100克，植物油1克 **菠菜炒鸡蛋** 菠菜200克，鸡蛋1个，植物油4克 上午加餐：橘子200克（带皮）	**燕麦片焖米饭** 燕麦片20克，大米80克 **香菇油菜** 鲜香菇100克，油菜200克，植物油4克 **肉片烧苦瓜** 猪瘦肉80克，苦瓜200克，植物油5克	**玉米面发糕** 玉米面60克，面粉50克 **莴笋炝拌绿豆芽** 莴笋50克，绿豆芽150克，香油4克 **什锦牛肉汤** 牛肉25克，土豆100克，洋葱65克，番茄50克

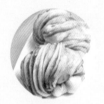 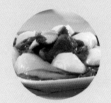 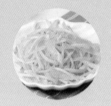

■ 星期二

早餐	午餐	晚餐
窝头 玉米面75克，黄豆粉25克 **酸辣豆腐汤** 南豆腐100克，香菜25克，植物油4克 **凉拌白菜心** 大白菜100克，香油1克	**杂豆饭** 大米100克，红豆、干豌豆各25克 **土豆条烧带鱼** 土豆50克，带鱼中段100克，植物油5克 **肉丝韭菜薹** 猪瘦肉25克，韭菜薹200克，植物油4克	**馒头** 面粉100克 **牛肉炒胡萝卜** 牛瘦肉50克，胡萝卜100克，香油4克 **清炒南瓜** 南瓜250克，植物油4克 晚上加餐：牛奶250克

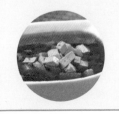 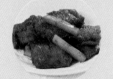 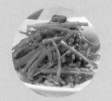

向红丁糖尿病饮食升级版

■ 星期三

早餐

韭菜盒子
面粉 100 克，鸡蛋 1 个，韭菜 150 克，植物油 4 克

豆浆 400 克
上午加餐：猕猴桃 200 克（带皮）

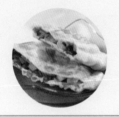

午餐

米饭
大米 125 克

虾仁苦瓜
鲜虾仁 50 克，苦瓜 200 克，植物油 3 克

香菇肉丝
鲜香菇 100 克，猪瘦肉 50 克，植物油 4 克

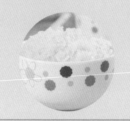

晚餐

黑米面馒头
黑米面 25 克，面粉 100 克

洋葱拌腐竹
洋葱 150 克，腐竹 20 克，香油 3 克

柿子椒肉丸
柿子椒 150 克，牛瘦肉 25 克，植物油 4 克

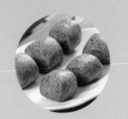

■ 星期四

早餐

馒头
面粉 50 克

疙瘩汤
面粉 50 克，猪瘦肉 25 克，鸡蛋 1 个，紫菜 3 克，香油 2 克

拌空心菜
空心菜 150 克，香油 2 克
上午加餐：桃 200 克（带皮）

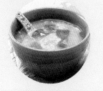

午餐

葱花饼
面粉 100 克，葱 10 克

韭菜炒豆腐皮
韭菜 100 克，豆腐皮 30 克，植物油 3 克

清炖鸭肉
鸭肉 100 克，植物油 3 克

炝双丝
土豆 100 克，胡萝卜 25 克，香油 2 克

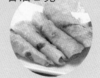

晚餐

花卷
面粉 125 克

肉丝蒜薹
猪瘦肉 25 克，蒜薹 150 克，植物油 3 克

胡萝卜海带汤
胡萝卜 100 克，水发海带 50 克，干粉条 25 克，植物油 2 克

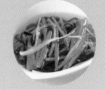

■ 星期五

早餐	午餐	晚餐
烤饼 面粉100克 **豆浆400克** **芹菜拌花生米** 芹菜150克，花生米15克，香油3克 上午加餐：草莓200克	**米饭** 大米125克 **南瓜烧虾皮** 南瓜210克，虾皮3克，植物油4克 **豆豉鲮鱼** 豆豉5克，鲮鱼150克，植物油4克	**馒头** 面粉125克 **小白菜豆腐汤** 小白菜150克，豆腐50克，猪瘦肉25克，植物油3克 **蒜薹炒香肠** 蒜薹150克，香肠20克，植物油3克

■ 星期六

早餐	午餐	晚餐
茴香肉包 面粉100克，茴香150克，猪瘦肉50克，植物油4克 **豆浆400克**	**二米饭** 小米25克，大米100克 **黄瓜拌金针菇** 黄瓜100克，金针菇25克，香油3克 **圆白菜排骨汤** 圆白菜150克，排骨150克，植物油4克 下午加餐：桃80克（带皮）	**馒头** 面粉125克 **蒜薹炒肉** 蒜薹150克，猪瘦肉25克，植物油4克 **番茄鸡蛋汤** 番茄150克，鸡蛋1个，香油4克 睡前加餐：苹果100克（带皮）

■ 星期日

早餐	午餐	晚餐
无糖面包140克（熟重） **牛奶250克** **茶鸡蛋1个** **黄瓜150克** 加餐：苹果100克（带皮）	**二米饭** 小米25克，大米100克 **肉末豇豆** 猪瘦肉50克，豇豆150克，植物油3克 **肉烧木耳胡萝卜** 猪瘦肉50克，干木耳10克，胡萝卜120克，植物油3克	**烙饼** 面粉125克 **鲜蘑瓜片** 鲜蘑150克，苦瓜50克，猪瘦肉25克，植物油3克 **虾仁炒豆苗** 鲜虾仁50克，豌豆苗150克，植物油3克

附录　食物血糖生成指数表

■ 糖类

食物名称	食物血糖生成指数	食物名称	食物血糖生成指数
麦芽糖	105.0	蔗糖	65.0
葡萄糖	100.0	巧克力	49.0
胶质软糖	90.0	乳糖	46.0
绵白糖	83.8	果糖	23.0
蜂蜜	73.0		

■ 薯类、淀粉制品

食物名称	食物血糖生成指数	食物名称	食物血糖生成指数
土豆（烧烤，无油脂）	85.0	土豆	62.0
土豆（用微波炉烤）	82.0	土豆（烤）	60.0
红薯（煮）	76.7	苕粉（红薯粉）	34.5
土豆泥	73.0	藕粉	32.6
土豆（煮）	66.4	粉丝汤（豌豆）	31.6
土豆（蒸）	65.0	土豆粉条	13.6

■ 豆类

食物名称	食物血糖生成指数	食物名称	食物血糖生成指数
黑豆汤	64.0	小扁豆汤（罐头）	44.0
扁豆（绿，小，罐头）	52.0	鹰嘴豆（罐头）	42.0
四季豆（罐头）	52.0	黑眼豆	42.0
青刀豆（罐头）	45.0	咖喱鹰嘴豆（罐头）	41.0

食物名称	食物血糖生成指数	食物名称	食物血糖生成指数
青刀豆	39.0	四季豆	27.0
扁豆	38.0	扁豆（红，小）	26.0
四季豆（高压处理）	34.0	豆腐干	23.7
鹰嘴豆	33.0	豆腐（冻）	22.3
豆腐（炖）	31.9	黄豆（浸泡，煮）	18.0
扁豆（绿，小）	30.0	蚕豆（五香）	16.9
绿豆	27.2	黄豆（罐头）	14.0

■ 谷类及其制品

食物名称	食物血糖生成指数	食物名称	食物血糖生成指数
馒头（富强粉）	88.1	玉米面（粗粉，煮）	68.0
黏米饭（含支链淀粉低，煮）	88.0	荞麦面馒头	66.7
糯米饭	87.0	大麦粉	66.0
糙米（煮）	87.0	大米糯米饭	65.3
大米饭	83.2	粗麦粉（蒸）	65.0
米饼	82.0	小米粥	61.5
面条（小麦粉）	81.6	荞麦面条	59.3
烙饼	79.6	面条（硬质小麦粉，细，煮）	55.0
玉米片	78.5	玉米（甜，煮）	55.0
油条	74.9	面条（硬质小麦粉，细）	55.0
玉米片（高纤维）	74.0	燕麦麸	55.0
小米（煮）	71.0	荞麦（黄）	54.0
大米粥	69.4	**玉米粥**	51.8

食物名称	食物血糖生成指数	食物名称	食物血糖生成指数
玉米面粥	50.9	面条（白，细，煮）	41.0
黏米饭（含支链淀粉高，煮）	50.0	面条（全麦粉，细）	37.0
面条（硬质小麦粉，加鸡蛋，粗）	49.0	线面条（实心，细）	35.0
面条（小麦粉，硬，扁，粗）	46.0	黑麦（整粒，煮）	34.0
通心面（管状，粗）	45.0	面条（强化蛋白粉，细，煮）	27.0
黑米粥	42.3	大麦子（整粒，煮）	25.0
小麦（整粒，煮）	41.0	稻麸	19.0

■ 水果类及其制品

食物名称	食物血糖生成指数	食物名称	食物血糖生成指数
西瓜	72.0	葡萄	43.0
菠萝	66.0	橘柑	43.0
杏（罐头，含淡味果汁）	64.0	苹果	36.0
葡萄干	64.0	梨	36.0
桃（罐头，含糖浓度高）	58.0	杏干	31.0
葡萄（淡黄色，小，无核）	56.0	桃（罐头，含果汁）	30.0
芒果	55.0	香蕉（生）	30.0
芭蕉	53.0	桃	28.0
桃（罐头，含糖浓度低）	52.0	柚子	25.0
猕猴桃	52.0	李子	24.0
香蕉	52.0	樱桃	22.0

■蔬菜类

食物名称	食物血糖生成指数	食物名称	食物血糖生成指数
南瓜	75.0	山药	51.0
胡萝卜	71.0	芋头（蒸）（芋艿、毛芋）	47.0
甜菜	64.0		

■饮品类

食物名称	食物血糖生成指数	食物名称	食物血糖生成指数
芬达软饮料	68.0	柚子果汁（不加糖）	48.0
冰激凌	61.0	苹果汁	41.0
橘子汁	57.0	可乐饮料	40.3
冰激凌（低脂）	50.0	水蜜桃汁	32.7

■乳类及乳制品

食物名称	食物血糖生成指数	食物名称	食物血糖生成指数
酸奶（加糖）	48.0	脱脂牛奶	32.0
老年奶粉	40.8	牛奶	27.6
酸乳酪（普通）	36.0	全脂牛奶	27.0
牛奶（加糖和巧克力）	34.0	低脂牛奶	11.9
酸乳酪（低脂）	33.0		

■ 速食食品

食物名称	食物血糖生成指数	食物名称	食物血糖生成指数
棍子面包	90.0	面包（粗面粉）	64.0
白面包	87.9	汉堡包	61.0
大米（即食，煮6分钟）	87.0	土豆片（油炸）	60.3
桂格燕麦片	83.0	比萨饼（含乳酪）	60.0
膨化薄脆饼干	81.0	酥皮糕点	59.0
香草华夫饼干	77.0	燕麦粗粉饼干	55.0
华夫饼干	76.0	爆玉米花	55.0
苏打饼干	72.0	荞麦方便面	53.0
面包（小麦粉，去面筋）	70.0	面包（50%～80%碎小麦粒）	52.0
小麦饼干	70.0	面包（黑麦粒）	50.0
小麦片	69.0	达能闲趣饼干	47.1
面包（全麦粉）	69.0	面包（小麦粉，含水果干）	47.0
面包（小麦粉，高纤维）	68.0	面包（45%～50%燕麦麸）	47.0
面包（80%～100%大麦粉）	66.0	大米（即食，煮1分钟）	46.0
营养饼	65.7	面包（50%大麦粒）	46.0
高纤维黑麦薄脆饼干	65.0	面包（混合谷物）	45.0
面包（黑麦粉）	65.0	达能牛奶香脆	39.3
面包（80%燕麦粒）	65.0	面包（75%～80%大麦粒）	34.0
油酥脆饼干	64.0		

■ 混合膳食及其他

食物名称	食物血糖生成指数	食物名称	食物血糖生成指数
牛肉面	88.6	馒头＋酱牛肉	49.4
米饭＋猪肉	73.3	馒头＋芹菜炒鸡蛋	48.6
玉米面加人造黄油（煮）	69.0	饼＋鸡蛋炒木耳	48.4
馒头＋黄油	68.0	牛奶蛋糊（牛奶＋淀粉＋糖）	43.0
米饭＋蒜薹＋鸡蛋	68.0	芹菜猪肉馅包子	39.1
二合面窝头（玉米面＋面粉）	64.9	硬质小麦粉肉馅馄饨	39.0
米饭＋蒜薹	57.9	番茄汤	38.0
黑五类粉	57.9	米饭＋鱼	37.0
米饭＋芹菜＋猪肉	57.1	三鲜饺子	28.0
面包（50%～80%碎小麦粒）	52.0	猪肉炖粉条	16.7

注：在克数相同的情况下，混合食材比单一食材的食物血糖生成指数低。

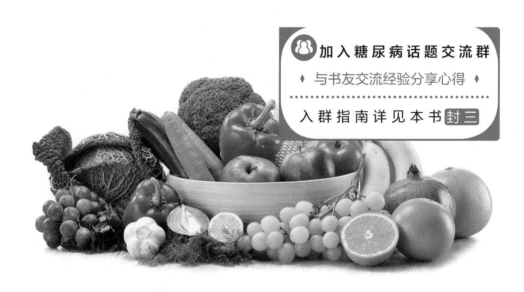

加入糖尿病话题交流群

◆ 与书友交流经验分享心得 ◆

入群指南详见本书 封三